DES

ABCÈS DU FOIE

DES PAYS CHAUDS

ET DE LEUR TRAITEMENT CHIRURGICAL

IMPRIMERIE L. TOINON ET Cᵉ A SAINT-GERMAIN.

DES

ABCÈS DU FOIE

DES PAYS CHAUDS

ET DE LEUR

TRAITEMENT CHIRURGICAL

PAR

Le Docteur S. V. de CASTRO

(D'Alexandrie d'Égypte)

PARIS

J.-B. BAILLIÈRE ET FILS

LIBRAIRE DE L'ACADÉMIE IMPÉRIALE DE MÉDECINE

19, rue Hautefeuille, près du boulevard Saint-Germain.

1870

AVANT-PROPOS

Encouragé par les conseils de quelques amis, je résume ici les différents articles que j'ai publiés sur les abcès du foie, dans la *Lancetta medica egiziana*, dans les *Bulletins de la Société médico-chirurgicale d'Égypte* et dans l'*Union médicale* de Paris.

Une préface est donc à peu près inutile ; mais, pour, suivre l'usage, je dirai quelques mots d'introduction.

Ce mémoire n'est pas uniquement le résultat de mes observations propres ; il contient aussi celles de quelques-uns de mes confrères les plus distingués d'Alexandrie. C'est ce qui me fait espérer que le médecin praticien auquel mon travail est plus particulièrement dédié y trouvera quelques idées nouvelles, et peut-être utiles sur le diagnostic ainsi que sur le traitement des abcès du foie.

Je crois nécessaire de faire tout d'abord une déclaration qui permettra de mieux comprendre la méthode que j'ai suivie dans mon travail. Je pense qu'il est bon, dans une observation, de prendre en considération non-seulement le fait, mais encore l'esprit qui a guidé l'observateur ; je n'hésite donc pas à dire, en guise de profession de foi, que je suis essentiellement partisan en médecine de l'observation clinique et de l'expérimentation. Je ne nie pas l'utilité des hypothèses dans la recherche de la vérité ; mais je crois que l'hypothèse ne doit jamais être prise pour la vérité elle-même.

Éloigné des centres plus particulièrement favorables à l'étude, privé des ressources innombrables qu'offrent leurs bibliothèques, j'ai dû laisser plus d'une lacune dans le travail que je présente au public. Je regrette surtout de n'avoir pu traiter la question historique des abcès du foie ; elle pouvait être d'une grande utilité. Il peut se faire aussi que la même cause m'ait fait manquer quelquefois à la vieille maxime : *cuique suum.*

Écrivant sans parti pris, je suis certain de ne m'être jamais écarté de la bonne foi ; dans les travaux de ce genre, ce n'est pas un mérite, c'est un devoir.

Enfin, je crois devoir avertir mes lecteurs que la langue française n'est pas ma langue maternelle ; j'ai donc besoin de toute leur indulgence, pour la forme comme pour le fond de cette étude.

DOCTEUR S. V. DE CASTRO.

Alexandrie (Égypte). Septembre 1870.

TABLE DES MATIÈRES

DES

ABCÈS DU FOIE

DES PAYS CHAUDS

ET DE LEUR TRAITEMENT CHIRURGICAL

Les abcès du foie que nous nous proposons d'étudier ont été nommés par les Anglais *tropical abscess*, à cause de leur fréquence dans les pays chauds. Ils se rencontrent pourtant aussi, quoique rarement, dans les pays froids, et, dans ce cas, le nom d'*abcès des pays chauds* est très-impropre. On pourrait mieux les appeler *abcès primitifs du foie*, pour les distinguer des abcès métastatiques et des abcès secondaires, consécutifs à d'autres maladies ou les accompagnant, telles que les échinocoques, les cal culs biliaires, etc.

L'abcès primitif du foie est une cavité formée dans cet organe, remplie de pus, et c'est ordinairement la conséquence d'une hépatite (1).

A la différence des abcès métastatiques, ces abcès ne coexistent pas avec des abcès d'autres organes.

(1) Il n'est pas prouvé que tous les abcès du foie soient le résultat d'une inflammation préalable. (Haller, *Pathologie interne*, trad. par Joseph Frank. Paris, 1857.)

§ Ier. — Quelques mots sur l'anatomie du foie.

Nous n'avons pas l'intention d'entrer dans des détails minu-
tieux sur l'anatomie du foie ; mais, notre travail ayant un but
tout à fait pratique, quelques notions générales sont indispensables.

On distingue dans le foie deux lobes principaux : l'un droit
nommé *grand lobe*, l'autre gauche ou *lobe moyen*. On y rencontre
aussi le petit lobe, nommé *lobe de Spigel*.

La face supérieure du foie est en rapport avec les poumons et
le cœur par l'intermédiaire du diaphragme, de la plèvre et du
péricarde ; la face inférieure est en rapport avec l'estomac, l'arc
du côlon, le duodénum, le rein droit et la vésicule biliaire.

Le bord antérieur du foie correspond à la base de la poitrine ,
et le bord postérieur à la colonne vertébrale, aux côtes, à l'aorte
et à l'œsophage.

La vésicule biliaire mérite une attention particulière, parce
qu'il est essentiel de l'éviter dans les opérations, et que la con-
naissance exacte de sa position facilite le diagnostic. Cette vésicule est logée dans un enfoncement superficiel de la face inférieure du foie : en avant, elle est au niveau du bord externe du
muscle droit de l'abdomen et du cartilage de la seconde fausse
côte droite.

Pour l'utilité pratique, il est nécessaire aussi de connaître les
dimensions du foie ; la percussion permet de déterminer à
travers la peau les limites de cet organe.

Selon M. Piorry, la position du foie, à l'état physiologique,
est fixée chez l'adulte par les mesures suivantes : deux pouces
en dehors de l'appendice xiphoïde à gauche, deux pouces et demi
un peu à droite de la ligne médiane ; trois pouces au niveau du
mamelon ; quatre pouces dans la ligne de l'aisselle.

Selon M. Murchison (1), les limites supérieures du foie, dans la ligne mammaire, seraient au cinquième espace intercostal, et rarement sur la cinquième côte, ou entre le quatrième espace ; dans la ligne médiane, à peu près au niveau du cartilage xiphoïde. A gauche, la matité du foie se confond avec celle du cœur. Dans la ligne axillaire droite, la matité du foie correspond au septième espace intercostal et rarement à la septième côte. Sur la ligne dorsale droite, qui descend verticalement de l'angle inférieur de l'omoplate, la matité supérieure du foie est dans le neuvième espace intercostal ou à la neuvième côte.

J'ai cru utile de faire moi-même des observations sur les dimensions du foie. Voici le résumé de ces observations faites sur vingt et un Arabes adultes et sains :

DANS LA LIGNE DORSALE			DANS LA LIGNE AXILLAIRE			DANS LA LIGNE MAMMAIRE		
ARABES			ARABES			ARABES		
Mesure en centimètres			*Mesure en centimètres*			*Mesure en centimètres*		
1	6 1/2 à	8 1/2	1	7	à 9	1	6 1/2 à	7 1/2
1	7 à	9	1	8	à 10	1	7 1/2 à	9 1/2
1	7 1/2 à	9 1/2	1	9	à 11	7	8	à 10
5	8 à	10	1	9	à 11 1/2	1	8 1/4 à	10
2	8 à	10 1/2	2	9 1/2 à	11 1/2	1	8 1/2 à	10
1	8 à	11	1	9 1/2 à	12	1	8 1/2 à	11
1	8 1/2 à	10 1/2	3	10	à 12	2	9	à 11
4	9 à	11	3	10 1/2 à	12 1/2	2	9	à 12
1	9 à	11 1/2	1	10 1/2 à	13	4	10	à 12
1	10 à	12	3	11	à 13	1	12 1/2 à	15
1	10 1/2 à	12 1/2	1	11	à 13 1/2			
1	10 1/2 à	13	1	12	à 14			
1	11 à	16	1	12 1/2 à	15			
			1	13 1/2 à	16			

On entend par lignes dorsale, axillaire et mammaire, les lignes tracées verticalement de l'angle inférieur de l'omoplate, de l'aisselle, du mamelon, l'individu examiné étant debout.

(1) Murchison, *Lectures on diseases of the Liver*. London, — 1868. Comparez : Frerichs, *Traité des maladies du foie.* 2ᵉ édit. Paris, 1866.

Les deux chiffres qui indiquent, dans chacune des colonnes du tableau précédent, les dimensions du foie, proviennent de ce que la limite supérieure du foie varie suivant la force avec laquelle on pratique la percussion, le foie étant plus épais à son centre qu'à sa partie périphérique, laquelle est en contact immédiat avec la paroi thoracique. — La grandeur moyenne du foie, d'après ce tableau, est donc : de $8\,^5/_7$ à $10\,^4/_5$ dans la ligne dorsale, de $10\,^2/_5$ à $12\,^3/_{10}$ dans la ligne axillaire, de $8\,^3/_5$ à $10\,^4/_5$ dans la ligne mammaire, suivant la force avec laquelle on pratique la percussion.

Voici maintenant le résumé de mes observations sur la limite supérieure du foie par rapport aux côtes :

DANS LA LIGNE DORSALE	DANS LA LIGNE AXILLAIRE	DANS LA LIGNE MAMMAIRE
7 cas entre la 3e et 4e côte	1 cas entre la 3e et $^3/_4$ espace	1 cas entre la 5e et $^5/_6$ espace
4 — 4e et 5e	1 — $^3/_4$ et 4e côte	2 — 5e et 6e côte
5 — 4e et $^4/_5$ espace	1 — 4e et $^4/_5$ espace	1 — $^5/_6$ et 6e —
1 — 3e et $^3/_4$	1 — 4e et 5e côte	4 — 6e et 7e —
1 — 3e et $^4/_5$	1 — $^4/_5$ et 5e	3 — $^6/_7$ et 7e —
1 — $^3/_4$ et 4e côte	3 — 5e et $^5/_6$	4 — 7e et $^7/_8$ espace
1 — $^4/_5$ et 5e	4 — 5e et 6e	5 — 7e et 8e côte
1 — 6e et 7e	1 — 5e et $^6/_7$	1 — $^7/_8$ et 8e —
	3 — 6e et 7e	

Pour plus de facilité, nous comptons les côtes de bas en haut, et les nombres sous forme de fraction indiquent les espaces intercostaux : Par exemple $^4/_5$ veut dire que le foie arrive dans l'espace compris entre la 4e et la 5e côte. Il résulte de mes expériences que si l'on tire une ligne horizontale légèrement courbe sur le côté droit du thorax, de l'apophyse xiphoïde jusqu'au côté opposé, on a les limites supérieures du foie. — J'ai trouvé le volume du foie plus considérable chez les personnes grandes et robustes que chez les individus petits et faibles.

La forme et la position du foie peuvent être modifiées par l'usage du corset, par les déformations thoraciques, par la pré-

sence de liquides dans la plèvre, le péricarde et le péritoine,
par le développement de gaz intestinaux, par les fortes inspirations ou expirations, et aussi par la profession exercée. Ainsi,
chez les jeunes Arabes qui courent toute la journée derrière les
ânes dont on se sert en Égypte comme moyen de transport, j'ai
constaté un notable abaissement du foie. — J'ai été conduit à
cette constatation par l'examen d'un négociant français qui avait
longtemps habité Kartoum et qui avait souvent fait de longues
traites à chameau ; son foie se trouvait abaissé de deux travers
de doigt.

§ II. — Fréquence et causes

Sur 2,434 malades reçus à l'hôpital européen d'Alexandrie (1),
les abcès du foie étaient dans la proportion de 1,04 pour 100,
et les hépatites de 3,47 pour 100. Dans l'hôpital grec, les abcès
figurent dans la proportion de 1,98 et les hépatites de 6,62
pour 100. — Dans ma pratique particulière, sur 841 cas de maladie, les abcès ont été de 0,35 pour 100 et les hépatites de 2,39
pour 100 (2).

Les abcès du foie sont plus fréquents chez les hommes que
chez les femmes : sur 170 malades d'abcès du foie, j'ai trouvé
8 femmes seulement, 4,70 pour 100. — Dans la statistique
de M. Rouis (3), sur 258 malades d'abcès du foie il n'y a que
8 femmes.

Les abcès du foie, exceptionnels chez les riches, sont fréquents dans la classe ouvrière; cette fréquence doit assurément
être attribuée aux mauvaises conditions hygiéniques ; c'est à la
même cause qu'il faut rapporter la supériorité du nombre des

(1) Cet hôpital reçoit surtout des Italiens et des Français.
(2) De Castro, *Statistiche concernenti le malattie e la mortalità d'Ales-*
sandria d'Egitto, Milano, 1868.
(3) Rouis, *Recherches sur les suppurations endémiques du foie.* Paris, 1860

abcès du foie chez les Grecs comparés aux autres Européens, ainsi que le montrent les statistiques de l'hôpital européen et de l'hôpital grec.

Chez les Arabes, les abcès du foie sont exceptionnels, quoique leur manière de vivre ne soit pas hygiénique. On ne peut nous objecter que la constatation d'un pareil fait est difficile parce les Arabes n'appellent que rarement le médecin; si cela est vrai, en effet, jusqu'à un certain point pour les Arabes musulmans, cela ne l'est pas du tout pour les Arabes coptes et israélites qui appellent les médecins quand ils sont malades. — On ne doit pas non plus attribuer cette quasi-immunité des Arabes à une influence de race, les Israélites européens étant sujets aux abcès du foie aussi fréquemment que les autres Européens, et, comme nous venons de le dire, les Arabes israélites ne l'étant pas.

On pourrait faire mille hypothèses pour expliquer ce phénomène. Dans les pays chauds, l'air étant plus raréfié, et le nombre des inspirations n'augmentant pas en proportion, l'oxygénation se fait moins bien qu'en Europe, et les organes sécrétoires doivent alors fonctionner plus activement pour éliminer certains éléments de l'organisme. En Europe, c'est le poumon qui fonctionne plus activement; ici, c'est le foie. Peut-être est-ce pour cette raison que les pneumonies, fréquentes en Europe, sont rares ici; c'est le contraire pour les hépatites. — D'après cette explication, plus l'air dans lequel on vivra se raréfiera, plus on devra être sujet aux maladies du foie. Nous voyons, en effet, que les personnes qui travaillent auprès du feu sont prédisposées à ces maladies. Si l'on veut donc expliquer pourquoi la maladie est plus fréquente chez l'Européen que chez l'Arabe, on peut dire que cela provient de ce, que chez les premiers, le foie entre rapidement en activité, tandis que chez les seconds il n'y entre que peu à peu (1).

(1) Pourtant, pour être vrai, je dois dire que je n'ai que rarement constaté une augmentation du volume du foie après un long séjour en Égypte, contrairement à ce qu'on a répété si souvent.

Un long séjour en Égypte serait-il donc un préservatif des maladies du foie ? Examinons cette question :

Sur 26 malades dont la date d'arrivée en Égypte et celle de leur maladie nous étaient connues, nous avons trouvé :

1 malade dont le séjour en Égypte remontait à			2 mois
2	—	—	de 7 à 8 mois
4	—	—	de 1 à 1 an $^1/_2$
4	—	—	2 ans
2	—	—	3 —
3	—	—	4 —
3	—	—	5 —
3	—	—	8 —
2	—	—	11 à 12 —
1	—	—	17 —
1	—	—	24 —

Deux seulement étaient du pays, et un des deux était récemment arrivé d'Angleterre où il avait longtemps séjourné.

M. Dutroulau (1) dit donc justement que ce n'est pas pendant la première année de séjour dans les pays chauds que se déclare le plus souvent la maladie ; mais je ne suis pas d'accord avec lui quand il dit : « Pas plus d'acclimatement contre la dyssenterie et l'hépatite que contre la fièvre. » D'ailleurs, si je l'ai bien compris, il se contredit lui-même un peu plus loin.

Pour ce qui regarde l'influence de l'âge sur le développement des abcès de foie, j'ai observé que, sur 109 malades dont on avait noté l'âge :

5 malades avaient de............			15 à 20 ans
26	—	—	21 à 25 —
28	—	—	26 à 30 —
11	—	—	31 à 35 —
20	—	—	36 à 40 —

(1) Dutroulau, *Traités des Maladies des Européens dans les pays chauds.* 2ᵉ édition, Paris, 1868.

8 malades avaient de. . . . . 41 à 45 ans
5   —   —   46 à 50 —
4   —   —   51 à 55 —
1   —   —   60   —
1   —   —   65   —

Ainsi donc, le plus grand nombre des abcès du foie se développent de 21 à 40 ans, et on les observe rarement aux deux limites extrêmes de la vie.

Quant à l'influence de la profession sur le développement des abcès du foie, j'ai trouvé sur 60 malades :

9 Boulangers	2 Employés
8 Marins	3 Médecins
6 Charcutiers	2 Négociants
1 Forgeron	2 Joueurs de profession
6 Cuisiniers	1 Courtier
5 Domestiques	1 Marchand de tabac
5 Hommes de peine	1 Charretier
4 Tailleurs	1 Pêcheur
3 Menuisiers	

En général, les professions qui entravent les fonctions respiratoires, qui forcent à mal se nourrir, qui exposent aux changements rapides de température, prédisposent à la maladie. — Les malades atteints d'abcès du foie disent très-souvent que leur maladie a été causée par le froid; je crois que cette cause est pour beaucoup dans la fréquence des abcès du foie chez les Grecs. En effet, j'ai trouvé à l'hôpital grec les rhumatismes dans la proportion de 11 pour 100 sur les autres maladies, et à l'hôpital européen de 4,35 seulement (1).

L'abus des alcooliques est aussi une des causes principales des abcès du foie, peut-être parce qu'ils augmentent l'activité

____

(1) Mes statistiques déjà citées.

de cet organe. Sur 28 malades d'abcès du foie, 9 seulement n'étaient pas buveurs.

La dyssenterie précède souvent l'apparition des abcès du foie. Elle se manifeste plus rarement après leur formation.

Sur 300 morts d'abcès du foie, le docteur Waring (1) en a trouvé 82 (27,30 pour 100) qui avaient eu la dyssenterie avant l'abcès.

P. Frank dit : « Les matières âcres et viciées des intestins et la suppression de la diarrhée sont l'origine fréquente de l'inflammation érysipélateuse du foie. »

Selon M. Rouis, les 9 dixièmes des cas de suppuration du foie sont précédés ou accompagnés de dyssenterie. Cela prouve d'une manière incontestable qu'il existe un rapport étroit entre la dyssenterie et les abcès du foie ; on ne peut attribuer ces faits à une simple coïncidence, comme l'ont fait Annesley et d'autres médecins distingués. — Il faut noter qu'après la dyssenterie, au lieu des abcès du foie, on constate quelquefois une simple congestion de cet organe.

M. Ramirez (1) dit : « Quand on étudie les causes qui, à Mexico, amènent la suppuration du foie, on trouve que la moitié environ des cas a pour origine des indigestions graves. »

N'a-t-on pas pris les signes du commencement d'un abcès pour la cause d'un abcès ? Ce doute me vient de ce qu'on voit rarement, en Égypte, les embarras gastriques occasionner des abcès du foie, et que, parmi les phénomènes qui les accompagnent, on trouve ceux propres aux états gastriques. Malgré cela, nous n'avons pas le droit de nier, pour le Mexique, l'assertion de M. Ramirez.

A l'hôpital grec, les dyssenteries sont plus fréquentes qu'à l'hôpital européen, et c'est probablement une des raisons multiples du grand nombre d'abcès du foie chez les Grecs. Sur 360 malades de l'hôpital grec, j'en ai trouvé 15 pour 100 atteints de dyssenterie, tandis qu'à l'hôpital européen, sur 837 malades,

(1) Voyez Murchinson.
(2) Lino Ramirez, *Du Traitement des abcès du foie*. Paris, 1867.

7,52 pour 100 seulement étaient affectés de cette maladie, et, sur un chiffre de 4,378 autres malades, la proportion était de 6,12 pour 100 (1).

Je ne prétends pas expliquer la relation intime qui existe entre la dyssenterie et les abcès du foie, mais je crois utile de rappeler que des faits semblables s'observent aussi pour d'autres organes. Ainsi, après des écorchures, même légères, des mains ou des pieds, on a très-souvent des engorgements des glandes axillaires et inguinales.

Dans tous les traités de médecine, on parle des blessures à la tête comme pouvant occasionner des abcès du foie. Je n'ai pu jusqu'à présent vérifier cette assertion. — Une seule fois j'ai vu l'hépatite se produire par des causes mécaniques. Un jeune homme qui portait un sac d'argent sur le bras droit tomba et se frappa fortement à la région hépatique ; je reconnus qu'il était survenu une vive inflammation du foie. Je n'ai pas suivi le malade, mais j'ai su qu'il était mort quelque temps après. Je suppose qu'il s'était formé un abcès.

Joseph Frank regarde comme vraisemblable que les personnes qui ne peuvent avoir la plus petite lésion externe, quelque légère qu'elle soit, sans la voir entrer en suppuration doivent avoir la même propension à la suppuration du foie.

Suivant M. Larrey, l'eau salée serait une cause des hépatites. Cette influence ne peut être admise ici ; car l'eau d'Alexandrie peut être comparée aux meilleures eaux d'Europe.

Selon M. Dutroulau, parmi les militaires, les tambours, dont les bras sont continuellement en action, fournissent une proportion notable d'hépatites ; mais cette explication nous paraît ne devoir être acceptée que sous toute réserve.

Les auteurs, surtout les anciens, ont parlé de l'influence de la colère comme pouvant produire l'inflammation du foie. Pour nous, cette cause n'est pas évidente.

(1) De Castro, *Cenni clinici intorno la dissenteria d'Alessandria*, 1867.

Parmi les causes des abcès du foie, on a cité les fièvres intermittentes ; cette influence n'est pas bien manifeste à Alexandrie.
Il est de notoriété publique, pour ne pas trop insister, que les
abcès du foie sont endémiques dans les pays chauds. On les
observe en toute saison avec plus ou moins de fréquence. Sur
78 malades d'abcès du foie, pour lesquels il a été possible de
préciser le commencement de la maladie, j'en ai observé 6 en
janvier, 5 en février, 1 en avril, 4 en mai, 4 en juin, 10 en juillet,
11 en août, 12 en septembre, 7 en octobre, 10 en novembre, 8 en
décembre.

Le séjour dans les pays chauds prédispose aux abcès du foie,
même après le retour dans les pays tempérés ou froids.

---

§ III. — Symptômes

Pour décrire les symptômes précurseurs des abcès du foie, il
faut parler de l'hépatite qui, comme nous l'avons vu, précède
ordinairement les abcès.

L'hépatite est caractérisée par l'augmentation du volume du
foie , par la douleur à l'hypochondre et à l'épaule droite. La
douleur du côté du foie augmente avec les fortes inspirations, et
sous la pression.

Quelquefois il existe une sensation de pesanteur à l'estomac,
et, la langue étant sale, on pourrait diagnostiquer un simple
embarras gastrique. La toux sèche, l'ictère et les vomissements
sont des phénomènes assez rares. La fièvre commence ordinairement par la chaleur, mais quelquefois aussi par des frissons. Il
y a souvent constipation, et, quand la dyssenterie existe, elle
semble s'améliorer. Si l'hépatite persiste plus d'une quinzaine
de jours, et si elle a été précédée par la dyssenterie, on doit sus-

pecter la formation d'abcès; surtout si l'hépatite s'est plusieurs fois répétée.

---

§ IV. — Phénomènes propres des abcès du foie déjà formés.

1º La fluctuation est le phénomène le plus important des abcès du foie; mais il ne faut pas attendre ce signe pour faire le diagnostic et pour pratiquer l'opération, parce que les abcès profonds doivent, pour devenir fluctuants, avoir détruit une telle quantité du foie que la vie est impossible. On peut sentir plus facilement la fluctuation des abcès du lobe gauche que du lobe droit. Il faut chercher la fluctuation même dans les espaces intercostaux.

2º L'augmentation du volume du foie est un phénomène qu'il faut prendre en très-sérieuse considération, et, pour ne pas se tromper, il faut avoir bien présentes à la pensée les circonstances qui, même à l'état physiologique, peuvent modifier la forme et le volume de l'organe. Si l'on trace avec le nitrate d'argent, ou à l'encre, le contour du foie, on s'aperçoit souvent que la ligne qui le limite devient brusquement courbe. Ce fait s'explique par la présence de l'abcès; car il ne se présente pas chez les individus sains ou atteints d'hépatite simple. En 1866, j'ai appelé l'attention des médecins sur cette circonstance, et j'ai souvent constaté depuis son utilité réelle. C'est en inspectant avec soin, en prenant des mesures comparatives des deux côtés du thorax, par la percussion et le palper, qu'on peut constater le volume du foie augmenté. La percussion doit être faite une fois avec force et une fois légèrement; car, ainsi que nous l'avons déjà dit, la limite du foie varie suivant la force avec laquelle on la pratique. Il faut aussi mettre le muscle droit en état de relâchement; sans cela, il peut induire en erreur par ses contractions, et faire croire à une augmentation du volume du foie qui n'existe pas. Dans l'état physiologique, il est facile d'introduire les doigts entre les côtes et le foie; mais, dans les cas d'abcès, cela est difficile.

Si l'on pratique la palpation en faisant faire de fortes inspirations au malade, on peut facilement sentir le bord antérieur du foie.

Les côtes présentent souvent une voussure plus prononcée, bien plus appréciable si l'on compare entre eux les deux côtés du thorax.

3° La diminution de largeur de quelques espaces intercostaux (1) est un autre signe d'une certaine importance, et qui peut faire juger à peu près de l'endroit où l'abcès existe.

4° L'œdème à la région hépatique est un signe d'une grande importance pour le diagnostic de l'abcès et la détermination de son siége; mais c'est un phénomène qui manque très-souvent. Il ne faut pas le confondre avec l'œdème produit par l'application d'un vésicatoire. L'ascite et les œdèmes des extrémités sont très-rares.

Dans un cas seulement, j'ai vu l'anasarque, mais sans albumine dans les urines.

5° Les urines sont à l'état normal, ou colorées en rouge foncé, avec des sédiments. Je me propose de faire par la suite l'analyse des urines des malades atteints d'abcès du foie; les exigences de la pratique journalière m'en ont jusqu'à présent empêché.

6° On trouve très-souvent les phénomènes qui accompagnent un embarras gastrique; quelquefois pourtant la langue est tout à fait propre.

7° Les malades du foie ont un teint particulier, qui a quelque analogie avec celui des cancéreux, que quelques médecins ont comparé à l'aspect de la cire vieillie.

(1) Murchison.

8° Une seule fois j'ai vu, dans un abcès énorme, se développer les veines sous-cutanées abdominales, ainsi que cela s'observe dans d'autres maladies.

9° D'ordinaire, quand l'abcès succède à l'hépatite, les souffrances du malade diminuent. Si le médecin n'est pas expérimenté, il peut croire à une guérison prochaine, tandis qu'au contraire des abcès sont en voie de formation.

10° La douleur à l'hypochondre est moins forte que dans l'hépatite ; c'est plutôt une sensation de poids qu'une douleur proprement dite. Nous devons pourtant excepter les cas d'abcès superficiels, qui occasionnent très-souvent de fortes douleurs. La douleur spontanée manque quelquefois, mais elle est toujours provoquée par la pression. J'ai constaté une fois que la douleur spontanée, au lieu d'être à l'hypochondre, était sur l'abdomen, dans l'espace compris entre les fausses côtes droites et la crête iliaque. On ne peut douter, dans ce cas, de l'existence de l'abcès parce qu'il s'est ouvert à l'extérieur. On a parlé de douleurs pulsatives à la formation de l'abcès. Je n'ai pas observé cette particularité, et, malgré mes demandes, mes malades ne s'en sont jamais plaints. Peut-être est-ce par analogie qu'on a parlé de ce phénomène, que l'on a constaté dans la suppuration d'autres organes.

11° On rencontre entre les espaces intercostaux des points plus douloureux qui peuvent guider dans la recherché du siége des abcès.

12° La douleur à l'épaule droite est un phénomène très-fréquent, mais qui pourtant manque quelquefois. Dans un cas d'abcès au lobe gauche, le malade ressentait la douleur à l'aisselle du même côté, et, dans un autre cas, la douleur était au cou, et le long du bras. — On a dit que quelquefois la douleur se ressent à la clavicule, et à la cuisse ; je ne l'ai jamais constaté.

13° La fièvre accompagnée de frissons et de sueurs froides est d'une grande importance pour le diagnostic. Les frissons

viennent le plus souvent le soir, quelquefois aussi pendant le
jour ; il n'est même pas rare de les voir se renouveler plusieurs
fois en 24 heures. La température n'augmente pas beaucoup : il
est rare de la voir à 40° centigrades, excepté pourtant dans les
cas compliqués.

14° L'ictère, les vomissements, le hoquet, la toux sont des
phénomènes rares. Sur 120 cas, Morchead n'a trouvé l'ictère que
5 fois.

15° L'insomnie est un des phénomènes, les plus constants, c'est
un symptôme d'une grande importance. Dans ce cas, l'insomnie
n'est pas occasionnée, comme dans d'autres-maladies, par des
douleurs physiques ou morales. Les malades l'éprouvent sans en
connaître le motif.

16° Pour établir le diagnostic des abcès du foie, il faut tenir
grand compte des causes qui ont pu occasionner la maladie,
causes que nous avons déjà signalées.

---

§ V. — Signes des abcès du foie selon leur siége
et le lieu de leur ouverture.

Il est très-utile de savoir quel est le siége des abcès du foie.
Il faut d'abord déterminer si l'abcès occupe le lobe droit ou
le lobe gauche. Il est presque toujours possible de résoudre
cette question, d'après le côté où existe l'augmentation du
volume du foie, et où la douleur répond à la pression : si c'est
du côté droit, on a tout lieu de croire que l'abcès est à droite ;
dans le cas contraire, il se trouverait à gauche. Les abcès sont
plutôt situés à la partie antérieure qu'à la partie postérieure,
si l'augmentation du foie, la déformation des côtes et la douleur se manifestent antérieurement, et *vice versa*, si c'est à la

partie postérieure. Il faut se souvenir que les abcès du foie sont plus fréquents au lobe droit qu'au lobe gauche : sur 64 cas, nous en avons trouvé 10 seulement au lobe gauche.

Il est très-intéressant, mais quelquefois impossible, de savoir si l'abcès est au centre, à la face convexe ou à la face concave du foie.

Quand l'abcès est profond ou central, la douleur est profonde, la déformation des côtes et celle du foie sont prononcées. L'erreur est facile au début de la maladie.

Les abcès de la surface convexe se manifestent généralement par une douleur plus vive et plus superficielle, par la gêne de la respiration, le hoquet, la douleur à l'épaule et la toux sèche. Le décubitus du côté droit est plus douloureux que du côté gauche. L'ictère est moins constant. Le développement du foie est plus prononcé en haut. Ces abcès s'ouvrent par le poumon, la plèvre, à l'extérieur ou dans le péricarde, s'ils ne restent pas dans l'épaisseur du foie.

Lorsque les abcès occupent la face concave, la douleur est moins intense, l'ictère plus fréquent, le décubitus à gauche plus difficile. Il y a des signes d'embarras gastrique, et souvent une diarrhée bilieuse. Le foie se développe surtout en bas. Ces abcès s'ouvrent de préférence dans les intestins.

Il ne faut pas accorder, pour le diagnostic du siége des abcès, une confiance absolue aux signes dont nous venons de parler. Les autopsies font voir qu'on peut se tromper.

Avant d'étudier les signes des abcès du foie pour ce qui concerne l'endroit de leur ouverture, je crois utile d'examiner une autre question d'une grande importance.

Les abcès du foie peuvent-ils guérir sans que le pus se soit frayé un passage à l'extérieur ? C. Broussais, Cambay, Dutroulau et d'autres auteurs citent des exemples à l'appui de cette opinion. J'ai vu, moi aussi, deux malades qui, après avoir présenté tous les signes des abcès du foie, sauf la fluctuation, sont guéris sans sortie du pus à l'extérieur.

On peut, il est vrai, douter de l'exactitude du diagnostic, les médecins pouvant se tromper dans ces espèces de maladie; il n'y a pas de réponse possible à une pareille objection. Pourtant, nous devons faire observer que des auteurs ont constaté la fluctuation dans des cas d'abcès du foie guéris sans la sortie du pus.

Quant à ceux qui objectent que l'absorption du pus est impossible à cause de la grandeur des globules purulents, on peut répondre que la partie liquide du pus seulement est absorbée immédiatement, et que les globules sont absorbés après avoir été modifiés. Selon Virchow (1) et Reinhardt, les globules de pus, après avoir perdu le liquide qui les contenait, forment un amas de substance caséeuse, que quelques-uns ont prise pour des tubercules. D'autres fois, suivant M. Virchow, le pus se transforme en cellules graisseuses qui se détruisent en formant une émulsion laiteuse. Exceptionnellement, de petits abcès du foie peuvent rester longtemps sans se révéler par aucun signe, et on en trouve quelquefois à l'autopsie dont on ne soupçonnait pas l'existence. Les expériences modernes de Conheim, Waller, Hayem, et Vulpian, seraient de nature à prouver l'identité des globules du pus avec les leucocytes sanguins, et la possibilité du passage de ces globules à travers les parois des vaisseaux. Billroth professe la même opinion. On pourrait ainsi s'expliquer la disparition des abcès du foie sans que les phénomènes d'infection purulente aient lieu. Cette explication, ne s'appuyant pas sur des faits constatés, n'a d'autre valeur que celle d'une simple probabilité.

Les abcès du foie peuvent s'ouvrir à travers le poumon, et le pus sort à l'extérieur par les bronches. Sur 117 cas non opérés, l'abcès s'est terminé 18 fois de cette façon. Sur les 300 cas cités par Waring, dans lesquels l'autopsie eut lieu, l'abcès s'était ouvert 42 fois par le poumon. Cette terminaison arrive quelquefois sans phénomènes préalables ; mais, très-souvent aussi, les

____

(1) Virchow, *La pathologie cellulaire*, 3e édition. Paris, 1868.

phénomènes d'une inflammation de la base du poumon existent :
toux, matité, crachats sanguinolents, souffle bronchique, râles, etc.
Très-fréquemment, l'haleine du malade sent mauvais, même
avant la sortie du pus par les bronches. Tout d'un coup, par un
effort de toux ou de vomissement, le malade crache une grande
quantité de pus blanchâtre ou rougeâtre, rarement mêlé de bile.
Dans un cas que j'ai eu l'occasion d'observer avec d'autres confrères, après l'ouverture de l'abcès par les bronches, il y a eu
hémorrhagie ; la vie du malade fut menacée ; malgré cela, celui-
ci guérit parfaitement.

Le pus des abcès du foie, examiné avec le papier réactif,
m'a donné une réaction acide, même quand l'abcès s'ouvre par
le poumon.

Après la sortie du pus le volume du foie diminue, les phénomènes généraux s'améliorent, et très-souvent les malades gué-
rissent.

Les abcès du foie peuvent encore s'ouvrir par l'estomac ou par
les intestins. D'ordinaire, le passage du pus n'est précédé
d'aucun symptôme particulier. Si l'ouverture se fait par l'estomac, ou constate les phénomènes de la compression de cet
organe, c'est-à-dire une gêne après le repas, et, quand l'ouverture
a lieu, le pus sort à l'extérieur par vomissement, et très-peu par
les selles.

Si l'ouverture se produit par les intestins, le pus sort par l'anus.
On distingue plus facilement le pus, si l'abcès s'ouvre dans le
côlon que s'il s'ouvre dans le duodénum. Quand le pus passe
dans l'intestin, le malade éprouve des coliques quelquefois très-
fortes. La sortie d'une petite quantité de pus par l'anus ne suffit
pas pour faire admettre l'existence de l'ouverture d'un abcès. Il
faut d'abord exclure les autres maladies qui peuvent donner lieu
à la sortie du pus, avoir constaté les symptômes des abcès du
foie et la diminution de cet organe après la sortie du pus. Dans
un cas d'hépatite, j'ai vu confondre le catarrhe vésical avec un
abcès ouvert dans les intestins, à cause du muco-pus qu'on ob-

servait dans les selles. Il suffit de mentionner la possibilité de cette méprise pour l'éviter.

Dans un cas d'abcès du foie ouvert par l'estomac, j'ai observé une forte hémorrhagie à la suite de laquelle la mort est survenue. Sur les 117 cas d'abcès dont j'ai déjà parlé, l'abcès s'était ouvert 2 fois par l'estomac et 16 fois par les intestins.

Si l'abcès s'ouvre dans la cavité pleurale, on a ordinairement tous les signes d'une pleurésie et d'un épanchement pleurique. Quelquefois il se manifeste de légers phénomènes, mais, le plus souvent, ils sont très-graves.

Quand l'abcès s'ouvre dans la plèvre, il existe de la toux, absence du murmure vésiculaire, de la vibration du thorax, matité progressivement croissante, dilatation du thorax. En pratiquant la percussion soit avec force, soit légèrement, le niveau de la matité ne varie pas, comme dans la percussion du foie lui-même. La matité change de place suivant la position du malade, parce que le liquide gagne toujours les parties les plus déclives. Il ne faut pourtant pas oublier que la pleurésie peut être une complication des abcès du foie, sans que pour cela l'abcès se soit ouvert dans la plèvre, et il est nécessaire de suivre attentivement la marche de la maladie pour pouvoir faire cette distinction. Si, après avoir constaté l'existence d'un abcès du foie, les phénomènes qui accompagnent la pleurésie surviennent avec beaucoup d'intensité, on a le droit de soupçonner que cela est dû à l'ouverture de l'abcès. Sur les 117 cas cités, l'abcès s'est ouvert 5 fois dans la plèvre.

Si l'abcès s'ouvre à l'extérieur, il se forme lentement une tumeur sous la peau, souvent au creux de l'estomac, quelquefois sous les parois thoraciques ou abdominales. On cite des cas où le pus est arrivé jusqu'au nombril en passant au travers du ligament suspenseur du foie. On raconte encore que le pus est parvenu jusqu'à l'aine, au dos, à l'aisselle. La tumeur est fluctuante; la peau s'amincit, devient rouge, s'ulcère, et le pus coule à l'extérieur. J'ai vu une fois la peau gangrenée, avec nécrose des côtes. Quelquefois une portion du foie devient sonore, ce qui est dû à la pénétration de l'air dans la cavité de l'abcès ouvert à l'extérieur, soit spontanément, soit par l'opération. Il faut connaître cette particularité pour ne pas se tromper sur le développement réel du foie.

L'épanchement du pus dans le péricarde a été observé deux fois sur les 117 cas cités. Le premier malade, observé par mon ami le docteur Zancarol, a présenté pendant la vie dispnée, matité plus étendue de la région cardiaque et battements du cœur plus profonds. Le malade avait un second abcès qui a été ouvert par l'opération. Dans un autre cas, à l'hôpital grec, le malade, qui pendant toute la journée était resté levé, n'a offert les signes qui appellent l'attention du médecin du côté du péricarde que vers le soir. Il a éprouvé oppression, douleur à la région cardiaque, gêne de la respiration. Le matin, il était mort. Avant d'ouvrir le cadavre, nous avons constaté une matité très-étendue du côté du péricarde et du foie. A l'aide de ces signes et du peu de renseignements que nous avions sur sa maladie, nous avons posé un diagnostic que l'autopsie a confirmé.

Graves parle d'une femme ayant un abcès au foie, abcès qui s'ouvrit en même temps dans l'estomac et dans le péricarde. Cette malade a éprouvé des douleurs aiguës dans la région cardiaque, des palpitations violentes et une sensation de chaleur brûlante au-dessous du sein gauche. L'observateur que nous venons de citer a constaté un cliquetis métallique tout particulier ; ce cliquetis donnait l'idée d'un liquide tombant goutte à goutte sur le péricarde ou dans son intérieur. Après deux jours, ce bruit se transforma en un tintement métallique éclatant qui accompagnait les battements du cœur. La malade survécut quatre jours à l'ouverture de l'abcès dans le péricarde.

On trouve dans les auteurs plusieurs cas d'ouverture d'abcès du foie dans le péricarde.

Quand un abcès du foie s'ouvre dans le péritoine, on est en présence des phénomènes d'une péritonite grave. Quelques cas observés seraient de nature à prouver que si la quantité du pus est très-minime, la péritonite peut être légère, et même compatible avec la guérison du malade. Il faut tenir compte de ce fait : que l'on peut avoir la péritonite par continuité de tissus, dans les cas d'abcès sans épanchement du pus ; mais la rapidité et la gravité des phénomènes péritonéaux indiquent de préférence la rupture de l'abcès.

Dans ce dernier cas, on constate, au début, une douleur violente du ventre, douleur qui se propage dans tout l'abdomen et augmente à la moindre pression ; puis surviennent décomposition des traits du visage, nausées, vomissements, ténesme recto-vésical, tension de l'abdomen, sueurs visqueuses.

On rapporte des cas où l'abcès, après s'être fait jour à travers les parois abdominales, s'est ouvert à l'extérieur.

Les auteurs mentionnent des cas d'abcès ouverts dans les conduits biliaires, dans les reins et dans la veine cave. Comme jusqu'à ce jour aucun fait de ce genre ne s'est offert à notre observation, nous ne pouvons décrire les phénomènes qui l'accompagnent.

§ VI. — Diagnostic différentiel

Il est possible de confondre les abcès du foie avec un assez grand nombre de maladies. Il est donc nécessaire, et en même temps très-important, d'établir le diagnostic différentiel entre les abcès du foie et ces diverses affections, telles que l'hépatite, le rhumatisme, les névralgies intercostales, la gastrite, la rétention des matières fécales dans le côlon, la péritonite partielle, les fièvres intermittentes et rémittentes, la fièvre gastrique et la fièvre typhoïde, le foie amyloïde et adipeux, les tumeurs hydatiques, l'hypermégalie, la rétention de la bile dans la vésicule biliaire, les abcès pyémiques, le cancer du foie, la cirrhose, les abcès des parois abdominales, la pleurite et la pneumonie, la vomique péripneumonique, la tuberculose pulmonaire, l'inflammation du rein droit, les anévrysmes et les tumeurs des organes voisins du foie.

A. On pourrait confondre les abcès du foie avec l'*hépatite*. Dans les deux cas on constate de la fièvre, des douleurs et l'augmentation du volume du foie; de plus, l'étiologie de ces maladies est la même.

Pour les distinguer l'une de l'autre, il faut prendre en considération les faits suivants :

1° Les limites du foie, tracées avec le crayon de nitrate d'argent, sont représentées dans l'hépatite par une ligne régulièrement courbe; dans les abcès, la courbe est, ainsi que nous l'avons dit précédemment, irrégulière.

2° Dans les abcès du foie, la fièvre est précédée de frissons se répétant presque tous les soirs, et souvent plusieurs fois par jour. A ce signe il faut ajouter l'insomnie, la physionomie particulière du malade et la longue durée de la maladie. En général, quand une hépatite a persisté pendant une quinzaine de jours, on a le droit de suspecter la formation de l'abcès.

3° La douleur est plus intense dans l'hépatite que dans les abcès, surtout s'ils sont profonds.

B. La douleur, phénomène commun aux abcès et aux *rhumatismes de l'hypochondre*, nous engage à dire quelques mots du diagnostic différentiel entre ces deux maladies.

1° Dans les abcès, la douleur est profonde; elle est superficielle dans les rhumatismes. Dans la maladie du foie, la douleur augmente quand on fait une pression de bas en haut au-dessous des fausses côtes dans la direction du foie, et non quand cette pression est pratiquée de haut en bas; dans le rhumatisme, la douleur est la même, quelle que soit la direction, elle augmente

par les mouvements du tronc et par la compression : mais si la
pression persiste durant quelques minutes, la douleur diminue
au lieu d'augmenter.

2° Dans le rhumatisme, même de la région hypochondriaque,
l'augmentation du foie et les autres phénomènes propres des
abcès n'existent pas. Il est très-rare de trouver la douleur limitée
à une seule région.

C. La douleur peut aussi faire confondre pour un moment la
maladie du foie avec la *névralgie intercostale*.

Voici les caractères distinctifs des deux affections :

1° Les névralgies sont plus fréquentes à gauche et chez les
femmes. C'est le contraire pour les abcès.

2° Dans les névralgies intercostales, il existe trois points douloureux (1), ou au moins deux (2) : le point apophysaire et le
point d'expansion du nerf. Dans les abcès, la douleur n'est point
assujettie à cette règle.

3° La douleur névralgique est plus intense et plus régulièrement intermittente que dans les abcès.

4° Dans les névralgies, la fièvre, l'augmentation du volume du
foie, la physionomie particulière et tous les autres signes que
l'on observe dans les abcès font défaut.

D. La douleur à l'estomac et à l'hypochondre, la fièvre précédée de frissons et les vomissements pourraient faire confondre
les abcès du foie avec la gastrite.

1° La gastrite est tellement rare que plusieurs auteurs ne
l'admettent pas, au moins comme maladie primitive. S'il s'agit
de la gastrite secondaire, les phénomènes propres des poisons
irritants nous la feront reconnaître.

2° Dans la gastrite, il y a nausées et vomissements bilieux

(1) Valleix, *Traité des névralgies*. Paris, 1841.
(2) Trousseau, *Clinique médicale de l'Hôtel-Dieu*, 3ᵉ édition. Paris, 1868.

qui augmentent par l'ingestion des aliments, phénomènes exceptionnels dans les abcès.

3° La douleur au creux de l'estomac est plus intense, surtout
à la pression, dans la gastrite que dans les abcès.

4° Quand, au lieu de la gastrite, on a affaire à la gastro-
duodénite, un de ses phénomènes, l'ictère, pourrait la faire
prendre pour une maladie du foie ; mais l'absence de l'augmentation du volume de cet organe et des autres signes qui indiquent l'abcès empêchera cette erreur.

E. Les *matières fécales dans le côlon* forment quelquefois une
tumeur que l'existence de l'ictère, commun aux deux cas, peut
faire confondre avec une maladie du foie. Bright et Frerichs (1) citent des exemples où les matières fécales retenues
dans les intestins ont été prises pour une augmentation du
volume du foie (Murchison).

Dans la rétention des matières fécales, on observe que :

1° Les autres symptômes des abcès du foie n'existent pas :
il n'y a pas de fièvre ; la douleur est très-forte et correspond
surtout au nombril.

2° L'existence de la constipation et la disparition de tous les
phénomènes après un purgatif suivi d'évacuation ne laisseront
aucun doute sur le diagnostic.

3° La forme de la tumeur et sa consistance doivent aussi être
prises en considération.

F. La *péritonite partielle* complique quelquefois les abcès, ou
elle est le résultat de la propagation de l'inflammation d'autres
organes.

Quand elle existe seule, ce qui est très-rare, on peut la distinguer :

1° Par la douleur, qui s'étend sur une superficie dépassant les
limites du foie ; cette douleur augmente sous une pression, même

_____

(1) Frerichs, *Traité des maladies du foie*, 2e édition. Paris, 1866.

très-légère, faite dans une direction quelconque, et elle est plus aiguë que celle provoquée par des abcès du foie, à l'exception toutefois de l'abcès superficiel, où, si la douleur est aiguë, elle peut être occasionnée par le voisinage du péritoine.

2° On peut quelquefois entendre un bruit de frottement péritonéal, qui n'existe pas dans les abcès non compliqués de péritonite.

G. Les *fièvres intermittentes* peuvent être confondues avec les abcès du foie par la périodicité de la fièvre et la sensation de poids à l'estomac qu'elles produisent. J'ai vu commettre souvent cette erreur.

1° La fièvre intermittente débute presque toujours brusquement, sans symptômes précurseurs. Quelquefois elle est précédée par une céphalalgie, mais jamais par les phénomènes, même obscurs, d'une hépatite.

2° Dans la fièvre intermittente, les trois stades sont bien distincts, et l'apyrexie est complète, ce qui n'a pas lieu pour les abcès. Le froid dure plus longtemps que dans les abcès.

3° Dans la fièvre intermittente, le thermomètre s'élève presque toujours au-dessus de 39° centigrades, à 40°; quelquefois même il monte jusqu'à 42°; dans l'apyrexie, la température est ordinairement normale (1). Dans l'abcès du foie, la température arrive seulement par exception à 40°; le plus souvent elle reste au-dessous de 39°. J'ai vu une fois, chez un malade de l'hôpital européen, la température s'abaisser, le dernier jour de la vie, au-dessous de la température normale (35°,4). J'ai observé le même fait deux autres fois depuis.

4° Dans le plus grand nombre des cas de fièvre intermittente, les accès commencent le jour; ceux qui accompagnent les abcès sont nocturnes, ou se répètent plusieurs fois dans les 24 heures.

5° Dans la fièvre intermittente, le volume du fois est presque

(1) Griesinger, *Traités des Maladies infectieuses*. Paris, 1868.

normal, mais la rate augmente. C'est l'inverse qui a lieu pour les abcès du foie.

6° La considération de la localité habitée par le malade et le traitement peuvent aider le diagnostic. Il ne faut pas oublier pourtant qu'on peut quelquefois suspendre, en employant le sulfate de quinine, les fièvres provenant des abcès du foie ; mais le traitement n'est, dans ce cas, jamais radical.

H. Nous n'avons vu à Alexandrie d'Égypte qu'un seul cas de vraie fièvre rémittente ou bilieuse grave des pays chauds. Griesinger l'a observée au Caire. Cette maladie a de commun avec les abcès du foie : la fièvre, l'ictère, les vomissements et l'augmentation du volume du foie.

La fièvre rémittente se fait reconnaître :

1° Par son brusque début, par la céphalalgie, par les selles, les vomissements bilieux, par l'ictère très-prononcé. Les urines sont de la couleur du vin de Malaga. La fièvre est plus vive que celle des abcès.

2° L'augmentation du volume du foie est exceptionnelle ; quand elle existe, la forme de l'organe n'est pas celle que nous avons décrite pour les abcès. Il faut pourtant noter que les auteurs parlent de fièvres rémittentes compliquées par des abcès du foie ; mais on peut croire que, dans ces cas, l'abcès du foie était la maladie principale.

3° La rate augmente très-souvent de volume.

4° La fièvre rémittente est fréquemment précédée ou suivie de deux ou trois accès de fièvre intermittente, et cette fièvre prédomine dans les pays chauds et miasmatiques.

I. Il arrive souvent que les fièvres gastriques sont confondues avec les abcès du foie. J'ai vu plusieurs médecins distingués hésiter sur le diagnostic et quelquefois même se tromper. Dans un cas de fièvre gastrique, deux médecins dont l'opinion fait autorité à Alexandrie, et moi, nous avons pris cette maladie pour un abcès du foie. D'un commun accord et à différentes reprises, nous avons pratiqué trois ponctions exploratrices. La fièvre gastrique dont il s'agit se termina par une fièvre typhoïde. — Nous devons noter qu'après les ponctions la douleur et le volume du foie n'augmentèrent point, et qu'à l'autopsie à peine si une des traces des ponctions était visible.

Les limites du foie sont variables, selon les individus et suivant plusieurs circonstances dont nous avons déjà parlé. On peut donc croire à l'augmentation d'un foie qui se trouve dans son état normal, et *vice versa*. De plus, la langue saburrale, la pesanteur à l'estomac, la fièvre rémittente sont des symptômes qui peuvent induire les médecins en erreur.

Pour distinguer la fièvre gastrique des abcès du foie, il faut se rappeler que :

1° Dans la fièvre gastrique, l'augmentation du volume du foie n'existe pas ; qu'il n'y a surtout, à la pression, ni douleur à l'hypochondre ni à l'épaule.

2° Les frissons ne se répètent pas aussi régulièrement que dans les abcès ; l'insomnie est un phénomène exceptionnel, tandis que la céphalalgie, qui est un des phénomènes fréquents dans la fièvre gastrique, est exceptionnelle dans les abcès.

3° Une maladie qui, dans la moitié de la première semaine, présente une température toujours inférieure à 39°,5, n'est pas une fièvre typhoïde.

Dans le catarrhe gastrique fébrile, les caractères de la température sont les suivants : maximum précoce, rémission considérable, irrégularité de la marche (Jaccoud). Ces caractères peuvent faciliter le diagnostic différentiel.

4° Il faut prendre aussi en considération les causes des abcès du foie. Si la maladie, par exemple, a été précédée par la dyssenterie, on doit admettre de préférence un abcès du foie, surtout s'il s'agit d'un buveur.

Certaines affections augmentent le volume du foie. Nous allons nous occuper maintenant du diagnostic différentiel de ces affections et des abcès.

Pour faciliter l'étude des maladies du foie, il est bon de les diviser en douloureuses et non douloureuses (1). En général, les non douloureuses sont caractérisées par l'absence de l'ictère, et par la marche chronique; les douloureuses ont une marche plus rapide et l'ictère est un phénomène fréquent. Parmi les non douloureuses, il y a le foie amyloïde, le foie adipeux, les tumeurs hydatides, et la simple hypertrophie. Parmi les douloureuses : la rétention de la bile par catarrhe ou calculs des conduits biliaires, les abcès pyémiques, ceux des pays chauds, et le cancer.

Nous passerons rapidement sur le diagnostic différentiel entre les abcès et les tumeurs adénoïdes du foie, parce que cette dernière maladie est très-peu connue. Pourtant, nous ne pouvons pas négliger de rapporter l'observation de Griesinger, dont le malade a présenté la fluctuation du foie. L'affection datait de deux ans, le foie présentait une augmentation de volume, et une déformation tubériforme ; le malade a conservé ses forces. Par suite du progrès de la maladie, il y a eu un point fluctuant du foie, ascite et ictère. Comme on le voit, il serait impossible de confondre cette maladie avec les abcès du foie.

L. L'*hypertrophie ou l'hypermégalie du foie*, ainsi que les Anglais la nomment, se distingue des abcès : par sa marche chronique, par l'absence de douleur, et aussi parce qu'elle n'amène pas dans la santé générale les troubles profonds qu'occasionnent les abcès.

Le volume du foie est augmenté ; mais l'organe n'a pas la forme décrite dans les cas d'abcès. Les erreurs ne sont donc possibles que dans le cas de quelque complication, et alors l'histoire de la maladie mettra facilement sur la voie. Si le volume du foie reste le même pendant plusieurs semaines, on peut dire qu'il ne s'agit pas d'abcès du foie.

(1) Murchison, *On diseases of the liver*. 1868.

M. La *dégénérescence amyloïde cérumineuse* ou *lardacée* du foie se distingue des abcès de cet organe par les signes suivants :

1° Le foie, quoique considérablement augmenté, conserve sa forme habituelle.

2° La dégénérescence amyloïde est très-souvent accompagnée de l'hypertrophie de la rate.

3° Il n'y a pas de fièvre ; la marche de la maladie est chronique, et l'albuminurie existe fréquemment.

4° Les individus scrofuleux, avec carie ou nécrose des os, les syphilitiques ou les malades atteints de cachexie paludéenne, sont ceux chez lesquels on observe le plus ordinairement cette maladie.

N. La *dégénérescence graisseuse du foie* se distingue des abcès :

1° Par la marche tout à fait chronique de la maladie, par l'absence de la douleur du foie, et de la fièvre.

2° Le bord antérieur du foie descend en bas, ce qui fait paraître le foie adipeux plus volumineux qu'il ne l'est réellement. La consistance est également molle partout, tandis qu'à la circonférence des abcès elle est augmentée.

3° L'augmentation de la sécrétion des glandes sébacées rend la peau onctueuse.

O. La déformation des côtes, l'augmentation irrégulière du volume du foie, la fluctuation, quelquefois la douleur au foie et à l'épaule pourraient faire confondre les *hydatides* du foie avec les abcès. On les reconnaît :

1° A la marche tout à fait chronique de la maladie, à ce que les douleurs au foie sont exceptionnelles, et qu'il n'existe pas de fièvre hectique.

2° Au frémissement hydatique, qui est un phénomène d'une grande importance, mais qui n'existe par toujours. — Dans un cas d'abcès au foie, observé à l'hôpital européen, on sentait par la palpation un frémissement semblable à celui qu'on constate pour les échinocoques ; mais, par la percussion, on ne sentait pas le même frémissement tel qu'on l'a dans cette dernière maladie. Cela provenait peut-être de la présence d'exsudats sur le péritoine.

3° Dans le cas de suppuration des hydatides, les phénomènes généraux pourront faire croire à l'existence de l'abcès.

Pour établir le diagnostic différentiel, il faudra bien étudier le début de la maladie, savoir d'où vient le malade, et rechercher s'il n'existe pas des échinocoques dans d'autres parties de son corps.

P. La *rétention de la bile dans la vésicule biliaire* a de commun avec les abcès certains phénomènes, tels que : l'ictère, la fluctuation, les frissons et la mort rapide. — Selon Frank, Van Swieten et Petit ont confondu ces deux maladies.

1° Dans le cas de distension de la vésicule biliaire par la bile, il faut se rappeler la construction anatomique de cet organe. Nous en avons déjà parlé.

2° La tumeur formée par la vésicule biliaire est d'ordinaire mobile, molle, circonscrite. Elle diminue sous la pression.

3° L'ictère est plus prononcé et plus fréquent que dans les abcès. Les matières fécales ne sont pas colorées par la bile.

4° Les frissons sont exceptionnels ; ils sont presque constants et répétés dans les abcès. Dans la rétention de la bile, la fièvre manque souvent, tandis que dans les abcès elle existe toujours.

5° L'étude comparative des causes des deux maladies peut aussi aider le diagnostic. La rétention de la bile peut être produite : par les calculs biliaires, par les vers, par l'inflammation du duodénum, par les tumeurs qui pressent sur les canaux biliaires, par l'inflammation et l'invagination de ces mêmes parties.

6° Si, en interrogeant les malades, on apprend qu'ils ont eu plusieurs fois la même maladie, il faut croire plutôt à la retention de la bile qu'aux abcès.

Q. Les *abcès pyémiques* ont de commun avec les abcès primitifs du foie les phénomènes constitutionnels, les douleurs et l'augmentation du volume du foie. Pour les reconnaître il faut considérer que :

1º La ligne limite du foie est régulière pour les abcès pyémiques, et que le bord n'en est pas uni, comme pour les abcès primitifs ; qu'il présente comme des espèces de nœuds provenant de la présence de plusieurs petits abcès.

2º La marche de la maladie est bien plus rapide pour les abcès pyémiques que pour les autres.

3º L'ictère est plus fréquent, les douleurs au foie sont plus fortes, et les sueurs nocturnes plus abondantes.

4º Il existe très-souvent une augmentation du volume de la rate, et des accidents du côté des poumons sont occasionnés par la présence d'autres abcès dans ces organes.

5º Il faut se souvenir aussi que les abcès métastatiques sont précédés par la suppuration d'autres organes ; cet indice peut éclairer le diagnostic.

R. L'augmentation du volume du foie, avec irrégularité, la douleur à l'hypochondre et à l'épaule, sont des symptômes communs au *cancer du foie* et aux abcès de cet organe. Ce qui distingue les deux maladies l'une de l'autre, c'est que :

1º Le cancer au foie est souvent héréditaire et souvent aussi précédé du cancer d'autres organes.

2º Dans le cancer du foie, cet organe se développe plutôt en bas, de façon qu'il est facile de distinguer les irrégularités de sa surface.

3º L'ascite et les œdèmes des extrémités inférieures sont plutôt les signes du cancer.

S. Les phénomènes propres de la *cirrhose hépatique* pourraient, au début de la maladie et dans des cas exceptionnels, faire croire à l'existence d'abcès au foie. En effet la cirrhose présente quelquefois un développement anomal du foie, des douleurs sourdes, une fièvre légère et des troubles gastriques. — Les

malades s'affaiblissent peu à peu ; ils perdent leur embonpoint;
la peau devient terreuse (1). Ces phénomènes ont une certaine
analogie avec ceux occasionnés par les abcès du foie. Ce qui
distingue ces deux maladies, c'est :

1° La marche chronique de la cirrhose, le développement de la
rate, des veines des parois abdominales, l'ascite, la diminution
plus fréquente du volume du foie, sa plus grande consistance.

2° Dans la cirrhose, le catarrhe gastro-intestinal est plus fréquent.

T. Les *abcès des parois abdominales* peuvent être confondus
avec les abcès du foie. Galien (2) cite un exemple, et Hawkins
en rapporte un autre, d'erreur de diagnostic entre les abcès du
foie et ceux des parois abdominales (Joseph Frank).

1° L'absence d'augmentation du volume du foie, la fluctuation
superficielle, le peu d'intensité des symptômes généraux, la non-
déformation des côtes et l'histoire de la maladie doivent rendre
les erreurs presque impossibles.

2° Dans l'inflammation qui précède les abcès des parois
abdominales, la douleur est beaucoup plus forte que pour l'hépa·
tite, et elle n'est pas limitée à l'hypochondre, mais elle s'étend
d'ordinaire à tout le ventre. Les contractions des muscles abdo-
minaux sont plus douloureuses, ainsi que la toux, la miction
et la défécation.

3° Après l'évacuation du pus, on trouve des indurations sur
les parois abdominales autour du foyer de l'abcès. Ces indurations ne s'observent pas dans les abcès du foie. Il ne faut
pas oublier pourtant que les abcès du foie s'ouvrent quelquefois
à travers les parois abdominales, et qu'on a alors les signes des
deux maladies.

U. La *pleurésie, principalement la pleurésie purulente*, peut avoir
quelque ressemblance avec les abcès du foie. Dans l'une et

(1) Frerichs, *Traité des maladies du foie.* Paris, 1865.
(2) Galien, *OEuvres médicales,* trad. par Ch. Daremberg. Paris, 1854.

l'autre maladie, il se manifeste de la douleur, de la fièvre avec frissons; la sonorité thoracique manque et le foie est déplacé.

Les caractères différentiels sont les suivants :

1º Dans les liquides de la plèvre, le thorax se dilate plutôt en haut qu'en bas et les espaces intercostaux sont plus larges que de coutume ; l'inverse se produit ordinairement pour les abcès du foie.

2º Dans la pleurésie, il existe de la bronchophonie, de l'égophonie et le retentissement skodique, c'est-à-dire un son demi-tympanique au-dessous de la clavicule, dans la partie la plus rapprochée du sternum.

3º A l'aide de la percussion, on trouve que le niveau de la matité thoracique varie, dans la pleurésie, avec la position du malade (sauf pourtant le cas d'adhérence). Ce phénomène ne s'observe pas dans les abcès du foie. Nous avons déjà dit que, dans cette dernière maladie, la matité varie suivant la force de la percussion. Cette différence n'existe pas dans l'hydrothorax (1).

4º Les malades d'abcès au foie peuvent rester couchés horizontalement; dans la pleurésie qui s'accompagne d'une grande quantité de liquide, cette position leur est ordinairement impossible.

5º Dans la pleurésie, la douleur est bien plus pongitive, et elle a pour siége les vraies côtes, sans arriver à l'épigastre.

V. On pourrait confondre encore les abcès du foie avec la *pneumonie* de la base du poumon droit; la matité de la base du poumon peut faire croire, en effet, à une augmentation du volume, ainsi que la toux, l'ictère et la fièvre qui accompagnent la pneumonie. Il faut noter que, quand l'abcès s'ouvre à travers le poumon, la pneumonie de la base existe d'ordinaire réellement. Forestus (2) cite des exemples dans lesquels on a pris des hé-

---

(1) Dans la pleurésie avec exsudats solides, si l'on percute légèrement la matité monte plus haut que si l'on percute avec force; c'est l'inverse qui a lieu pour le foie.

(2) Forestus *in* J. Frank.

patites pour des péripneumonies. Valsalva (1) a confondu une pneumonie avec une hépatite.

Les pneumonies sont excessivement rares en Égypte. Depuis cinq ans que j'exerce la médecine à Alexandrie, je n'ai vu que cinq ou six cas de pneumonie franche, et jamais elle n'était limitée à la base du poumon.

Pour distinguer la pneumonie des abcès du foie, il faut remarquer que :

1° Les phénomènes propres des abcès, les râles crépitants, les crachats rouillés font défaut.

2° A la percussion, la matité est beaucoup plus complète pour les abcès que pour lap neumonie. Dans la pneumonie, on entend très-souvent des râles crépitants dans l'espace occupé par la matité, ce qui n'arrive jamais dans l'espace occupé par le foie.

3° Les frissons qui, dans les abcès, se répètent souvent, surtout quand la maladie est avancée, ne s'observent ordinairement qu'au début de la pneumonie.

4° La température présente dans la pneumonie trois périodes : ascension, état stationnaire, déclin. Dans le premier stade, la température s'élève très-rapidement, et la période de déclin est également caractérisée par une diminution continue et rapide de la température. Il n'arrive rien de semblable pour les abcès du foie.

5° La respiration est plus fréquente et la dispnée plus prononcée dans la pneumonie.

W. Quelques phénomènes communs aux abcès du foie et à ceux du poumon (vomique péripneumonique), tels que la toux, la fièvre et l'expectoration abondante de pus, exposent le praticien à confondre ces deux maladies. Portal (2) rapporte un cas remarquable de vomique pulmonaire simulant un abcès du foie.

(1) Borsieri.
(2) Joseph Frank.

Les abcès du poumon, très-rares en Europe, le sont encore plus en Égypte, tandis que les abcès du foie y sont fréquents (1).

Pour distinguer ces deux maladies l'une de l'autre il faut remarquer que :

1° Les abcès du poumon sont plus fréquents chez les enfants que chez les hommes ; c'est le contraire pour les abcès du foie.

2° Les abcès du poumon sont précédés par la pneumonie, et ceux du foie par l'hépatite.

3° La quantité de pus contenue dans un abcès du foie peut être considérable ; elle est bien moindre dans un abcès du poumon (2).

4° Par l'auscultation et la percussion on trouve, quand un abcès du foie s'ouvre par le poumon, des signes d'altérations de la base du poumon droit surtout, tandis que les abcès du poumon peuvent siéger dans tous les points des deux poumons.

X. La confusion entre la tuberculose pulmonaire et un abcès du foie doit sembler impossible. Pourtant, M. le Dr Abbate et moi, nous avons vu, en consultation, un abcès du foie ouvert par les bronches pris pour une tuberculose pulmonaire par le médecin traitant. Son erreur était causée par des crachats abondants et par la fièvre hectique.

L'hérédité, les lésions siégeant de préférence sur la sommité du poumon chez l'adulte, la marche de la maladie, l'absence des phénomènes propres des abcès du foie doivent faire éviter dans les cas de ce genre les erreurs de diagnostic.

Y. L'*inflammation du rein droit* pourrait quelquefois être prise pour un abcès du foie, à cause de la proximité de la douleur avec la partie postérieure du foie, de la fièvre précédée de

(1) Laennec rapporte que, sur plusieurs centaines d'individus morts de péripneumonie, il ne lui est pas arrivé, dans un espace de vingt ans, de rencontrer plus de cinq ou six fois des collections de pus.

(2) Suivant M. Trousseau, un abcès du poumon ne peut contenir au plus qu'un litre de pus. (*Clinique médicale de l'Hôtel-Dieu*, 3e édit., Paris, 1868.)

frissons à type quelquefois rémittent, des vomissements et de la douleur à l'épaule.

Pour distinguer les deux maladies, il faut remarquer que :

Dans l'inflammation du rein droit, la douleur que détermine la pression n'est pas dans la région occupée par le foie; elle est plus bas, et ordinairement des deux côtés. Elle suit la direction des uretères, et arrive quelquefois jusqu'aux cuisses. La rétraction des testicules existe très-souvent dans la néphrite calculeuse. La douleur est très-forte, et on peut trouver de petits calculs dans les urines et dans la vessie. Souvent, dans les cas de néphrite, il y a diminution des urines et on y constate la présence de pus, de sang ou d'albumine. Ces signes, et l'absence des phénomènes propres des abcès du foie, doivent rendre les erreurs de diagnostic impossibles.

Z. Il ne faut pas oublier que les *anévrysmes*, les *tumeurs de l'estomac, du duodénum, du pancréas* et des parties environnantes peuvent être confondus avec des abcès du foie. Halle cite un cas (1) d'anévrysme opéré par un médecin distingué parce qu'il fut pris pour un abcès du foie; la mort s'ensuivit.

La marche de la maladie, un examen attentif des limites du foie, les phénomènes propres des abcès, ceux des autres maladies, doivent faire éviter toute erreur.

La difficulté de poser sûrement, dans certains cas, le diagnostic des abcès du foie sera pour nos lecteurs, nous l'espérons, une justification suffisante des détails un peu longs et peut-être un peu fatigants dans lesquels nous sommes entré.

(1) Joseph Frank.

§ VII. — **Marche, durée et complications**

Les auteurs ont parlé d'abcès du foie qui se seraient terminés par des phénomènes critiques, tels que l'épistaxis, les selles bilieuses, les urines ou les sueurs abondantes. Je comprends facilement qu'on ait constaté les phénomènes critiques par les selles et les urines quand l'abcès s'est ouvert dans les reins ou dans l'intestin ; autrement, les prétendus phénomènes critiques ne s'observent jamais, à moins que le médecin n'y mette beaucoup de bonne volonté. La mort du malade atteint d'abcès du foie a très-rarement lieu par infection putride ou purulente (1). Le plus souvent elle est amenée par la destruction d'une grande partie du foie, par la lésion d'autres organes, ou par l'épuisement consécutif à une grande suppuration. Dans les cas de guérison, celle-ci a lieu très-vite ; mais l'abcès ouvert à l'extérieur laisse quelquefois une petite fistule qui peut persister des années. Les malades guéris prennent même souvent un embonpoint qu'ils n'avaient pas avant.

Ordinairement, après la guérison des abcès, les malades ne souffrent plus du côté du foie. Pourtant j'ai connu deux malades dont les abcès se sont ouverts par le poumon, qui de temps en temps éprouvent une sensation de pesanteur et des tiraillements à l'hypochondre droit.

Il est très-rare qu'un abcès du foie dure plus de six mois ; si la maladie a cette durée, elle passe par des phases d'amélioration et d'aggravation. Selon M. Rouis, des abcès du foie ont

(1) Il existe un ensemble de phénomènes qu'on ne peut expliquer, ni par les trombus ni autrement, ainsi qu'ont tenté de le faire plusieurs médecins distingués, et parmi eux M. Virchow. Je me permets de conserver à cet ensemble de phénomènes la vieille dénomination d'*infection purulente*.

duré depuis leur début jusqu'à la guérison, lorsque le pus est sorti :

1° Par la paroi thoracique ou abdominale, 140 jours.

2° Par les bronches, 115 jours.

3° Par l'estomac, 180 jours.

4° Par le côlon, 140 jours.

Des cas terminés par la mort ont duré :

1° Lorsque les abcès ne se sont pas ouverts au dehors, 70 jours.

2° Lorsqu'ils se sont ouverts par la paroi thoracique ou abdominale, 70 jours.

3° Directement par les bronches, 125 jours.

4° Par les bronches après épanchement dans la plèvre, 185 jours.

5° Par le côlon, 150 jours.

6° Par le côlon et les voies biliaires, quelques mois.

Il est presque impossible de préciser le début de la maladie d'une manière exacte. J'ai vu, en effet, des malades ayant un abcès au foie déjà formé, prétendre qu'ils n'étaient malades que depuis un ou deux jours, tandis que la maladie devait exister depuis longtemps. Des observations que j'ai faites après l'ouverture des abcès, il résulte que : sur 8 cas d'abcès ouverts par le poumon, deux malades sont guéris en 20 jours, un en 30, un en 17, un en 15, un en 12, un est mort au bout de 16 jours, et un après 7 jours.

Sur deux cas d'abcès ouverts par l'estomac, un malade est mort d'hémorrhagie en quelques heures ; l'autre a guéri en un mois. Sur deux cas d'abcès ouverts par les intestins, un malade est mort au bout de 31 jours, l'autre après deux mois.

Je ne puis préciser sûrement, pour les malades guéris, le temps que la maladie a duré après l'ouverture de l'abcès dans les intestins ; mais, autant que je m'en souviens, la guérison a eu lieu en moins d'un mois.

Petit fils parle de deux dames dont l'abcès s'est ouvert dans les intestins. Dans un de ces cas, l'abcès a donné du pus par l'anus pendant cinq ans, dans l'autre pendant quinze (1).

Pour les cas d'abcès ouverts dans le péritoine, les malades sont généralement morts avant le cinquième jour. Un malade dont l'abcès s'est ouvert au péricarde, et qui a été en même temps opéré, a vécu plusieurs jours. Un autre est mort en quelques heures, et à l'autopsie les lésions trouvées au péricarde donnaient lieu de croire que l'ouverture avait eu lieu plusieurs jours avant la mort. Graves rapporte l'histoire d'un malade qui a vécu quatorze jours après l'ouverture de l'abcès dans le péricarde ; il existait même une autre ouverture dans l'estomac.

En parlant des causes, nous avons noté la dyssenterie comme une complication très-fréquente des abcès. Parmi les autres complications, d'ailleurs très-rares, il convient de citer la pleurésie, la péritonite, la phthisie, les congestions pulmonaires, et bien d'autres maladies. Il ne faut pas confondre ces cas avec la pleurésie et la pneumonie, la péricardite et la péritonite qui proviennent de l'ouverture des abcès dans la plèvre, le poumon, le péricarde ou le péritoine. Ce ne sont plus là, en effet, des complications, mais des successions morbides.

Dans un cas d'hépatite que j'ai observé, la maladie était compliquée par la fièvre intermittente. Si, au lieu d'une hépatite, il se fût agi d'un abcès du foie, il eût été difficile de constater la fièvre intermittente ; car, ainsi que nous l'avons vu, parmi les phénomènes des abcès du foie se trouve la fièvre à type presque intermittent. Le seul moyen peut-être de faire cette distinction serait de s'enquérir de la localité habitée par le malade, de considérer la température thermométrique plus élevée, l'intensité et la régularité des trois stades de la fièvre.

(1) Boyer, Naples, 1835.

§ VIII. — **Pronostic**.

L'abcès du foie est une maladie excessivement grave, et, selon M. Louis (1), la guérison n'en est pas possible. Il appuie son assertion sur ce qu'il n'a jamais rencontré de cicatrices au foie. Ce fait est complétement erroné, ainsi que l'ont démontré les observations de plusieurs médecins des pays chauds. Petit fils, Morgagni, Sœmering, Broussais, Catteloup, Haspel (2), Cambay et nous-même les avons constatées.

Dans la statistique que j'ai recueillie, sur 128 cas d'abcès chez des malades pour la plupart non opérés, 93 sont morts, c'est-à-dire 72,55 pour 100.

Sur 201 cas recueillis par M. Rouis, il y a eu 162 décès, ce qui donne une mortalité de 80 pour 100.

La Société médico-chirurgicale d'Alexandrie est arrivée à peu près aux mêmes résultats ; car, sur 72 malades, 58 sont morts, c'est-à-dire 80,55 pour 100.

Si les abcès sont petits, et si le pus est de bonne nature, les résultats sont meilleurs. Le pus est de bonne nature, comme on sait, s'il est homogène, pas trop séreux et point ou presque point fétide. S'il a les caractères contraires, on dit qu'il est de mauvaise nature, et le pronostic devient alors plus grave.

L'abaissement de la température au-dessous de la normale est d'un mauvais augure.

La dyssenterie avec ulcérations intestinales est une complication très-fâcheuse. La statistique de M. Rouis montre, en effet, que, sur 24 abcès du foie non compliqués de dyssenterie, 14 sont guéris, ce qui fait 59 pour 100. Sur 118 cas compliqués de dyssenterie, 25 seulement sont guéris, c'est-à-dire 21 pour 100.

(1) Louis in Valleix, *Guide du médecin praticien.* 5ᵉ édit. Paris, 1866.
(2) Haspel, *Maladies de l'Algérie.* Paris, 1850.

La multiplicité des abcès rend le pronostic extrêmement grave.

Pour juger de la gravité des abcès du foie, il faut avoir en grande considération le lieu de leur ouverture. Les meilleurs résultats sont obtenus pour les abcès ouverts à travers le poumon. Ainsi, sur 25 cas de ce genre que nous avons pu recueillir à Alexandrie, 6 malades seulement sont morts, ce qui donne le chiffre de 24 pour 100.

Sur 17 cas d'abcès ouverts dans les intestins, 11 malades sont morts, c'est-à-dire plus de 64 pour 100.

De 6 cas ouverts dans la plèvre, un seul malade est guéri.

Deux malades dont l'abcès s'est ouvert spontanément à l'extérieur, et deux autres dont l'abcès s'est ouvert dans le péricarde sont morts.

Les abcès qui s'ouvrent dans le péritoine ne peuvent guérir que par une heureuse et trop rare exception.

Il va sans dire que les abcès qui s'ouvrent dans la veine cave sont mortels.

Le pronostic des abcès ouverts par l'opération est le plus favorable de tous, à l'exception toutefois des abcès ouverts par les bronches. Nous n'insistons pas beaucoup ici sur cette question, à laquelle nous donnerons un plus grand développement quand nous nous occuperons du traitement.

§ IX. — Anatomie pathologique.

Sur 64 abcès du foie que j'ai observés, 53 étaient au lobe droit, 10 au lobe gauche, un seul au lobule de Spigel.

Les abcès de la convexité du foie sont beaucoup plus fréquents que ceux de sa concavité. Sur 35 abcès, 30 étaient à la surface convexe, et 5 seulement à la partie concave. M. Dutroulau a trouvé que, sur 50 abcès, 41 étaient à la partie convexe, et 9 à la face concave.

Les abcès occupent plus souvent l'extrémité droite et le bord postérieur que le bord antérieur du foie.

M. Rouis a trouvé l'abcès :

Dans les couches culminantes du viscère.   chez 53 sujets
Dans les couches antérieures.   .   .   .   .   39 —
Dans les couches inférieures.   .   .   .   .   46 —
Dans l'extrémité droite.   .   .   .   .   .   47 —
Dans le bord postérieur.   .   .   .   .   .   -   36 —
Dans les couches profondes.   .   .   .   .   67 —

Sur 59 cas dans lesquels on a pu déterminer par l'opération ou par l'autopsie si l'abcès était unique ou multiple, il était unique 44 fois, c'est-à-dire 74,57 pour 100. Dans les cas d'abcès multiples, il est très-rare d'en trouver un grand nombre. Il n'en existe ordinairement que deux ou trois ; une fois pourtant, chez un malade dont on a fait l'autopsie à l'hôpital grec, j'ai vu 22 abcès.

Les abcès sont souvent arrondis ; mais il n'est pas rare d'y trouver des anfractuosités, produites quelquefois par la réunion de deux ou de plusieurs abcès, dont les cloisons se sont en partie détruites pour former comme un seul abcès. Il ne faut pourtant pas croire que ce soit la manière la plus fréquente de la formation des grands abcès, comme le pensait M. Louis.

Les dimensions de l'abcès varient du volume d'une noisette jusqu'à celui de la tête d'un adulte. Le plus souvent il a les dimensions d'une orange.

Les parois des abcès, sauf de rares exceptions, sont limitées par une membrane pyogénique d'épaisseur variable, ordinairement de 2 millimètres, et qui n'est pas constante pour tout le contour de l'abcès. Cette membrane est blanche ou grise, rarement noirâtre ; elle a souvent l'apparence d'une membrane fibreuse.

Il n'existe pas d'habitude autour de l'abcès, comme on l'a dit à tort, une grande hypérémie du tissu propre du foie ; au contraire, l'organe paraît sain, ce qui explique pourquoi il arrive

que, même à l'autopsie, un petit abcès échappe à l'observation,
si l'on ne multiplie pas les incisions au foie. Pourtant, dans un
cas d'abcès des couches corticales de la surface convexe du lobe
gauche, j'ai observé une énorme congestion du foie, de manière
qu'en pratiquant des incisions dans cet organe, qui était d'une
couleur foncée, il en sortait une grande quantité de sang liquide.

J'ai vu trois fois des espaces grands comme une pièce de cinq
centimes, où le tissu hépatique, sans perdre beaucoup de sa
consistance, prenait la couleur du pus. Dans ces cas, il existait
en même temps des abcès bien formés dans d'autres régions du
foie, ce qui me fait penser que, dans ces endroits, un petit abcès
commençait à se former.

Dans quelques circonstances, l'abcès est limité par le tissu
même du foie, qui constitue alors une membrane dont la couleur noire, la mauvaise odeur et la consistance ont fait croire à
la gangrène.

D'autres fois, les parois de l'abcès sont formées par le tissu
d'autres organes, principalement par le diaphragme et les parois
thoraco-abdominales.

J'ai vu sur le cadavre la cicatrice d'un petit abcès qui s'était
ouvert dans la plèvre. Le foie était solidement uni au diaphragme
par un tissu fibreux de la grosseur d'un tuyau de plume d'oie.
Des tractions sur le diaphragme déchiraient le foie à l'endroit de
la cicatrice. Le diaphragme présentait du côté du thorax un enfoncement cicatriciel en forme d'entonnoir.

Quand l'abcès s'ouvre par le poumon, on trouve de solides
adhérences entre l'abcès, le diaphragme et le poumon. Il existe
ordinairement autour de l'ouverture de la pneumonie circonscrite, à des degrés différents.

Quand l'abcès s'ouvre dans la plèvre, on trouve une grande
quantité de pus et des exsudats sur la plèvre pariétale et viscé-
rale.

Dans un des deux cas d'ouverture d'abcès dans le péricarde

l'ouverture avait la largeur de 3 centimètres, et dans l'autre elle était à peine de 7 millimètres. Cette dernière ouverture était ronde et faite comme avec un emporte-pièce.

Dans le premier cas, observé par le Dr Zancarot, le péricarde était rempli de pseudo-membranes, et le cœur avait sa pointe comme usée dans une étendue égale à celle d'une pièce de un franc, en sorte qu'une paroi très-mince empêchait seule la perforation du cœur gauche.

Dans le second cas, le cœur était durci comme si on l'avait mis dans l'alcool ; le péricarde pariétal et viscéral épaissi présentait par-ci par-là comme des granulations et des condylômes.

Quand l'abcès s'ouvre par les intestins, l'ouverture se trouve d'ordinaire dans le côlon ou dans le duodénum. Les intestins acquièrent des adhérences assez fortes avec la paroi de l'abcès. Il existe également des adhérences quand l'abcès s'ouvre à l'extérieur. Chez un malade, mort à l'hôpital grec, on constata après l'opération qu'il s'était formé un trajet très-long sous forme d'urethère.

Quelquefois, l'abcès s'ouvre en même temps en plusieurs endroits. J'ai vu des abcès ouverts par l'opération s'ouvrir en même temps dans le poumon, dans les intestins, dans le péricarde. D'autres fois, les abcès ouverts dans le poumon se sont frayé une issue dans les intestins ou dans le péricarde, et ainsi de suite.

On observe fréquemment, sur les cadavres d'individus morts d'abcès du foie, des ulcérations du gros intestin. Sur 29 cas recueillis par Annesley dans les Indes, 21 étaient accompagnés d'ulcérations. Sur 27 cas, Bud a trouvé les ulcérations du gros intestin 10 fois, et, sur 25 cas, Haspel les a trouvées 13 fois. Sur 34 cas, appartenant pour la plupart à l'hôpital grec, on a constaté 26 fois des ulcérations intestinales. Chez un individu mort d'un abcès du foie, compliqué, pendant les derniers jours de la vie, par la dyssenterie, j'ai trouvé dans le rectum et au cœcum deux plaques très-rouges, de la grandeur d'un franc, non proéminentes, sans ulcération, qui étaient la cause de la dyssenterie.

Indépendamment de l'ouverture de l'abcès dans la plèvre ou dans le péricarde, on trouve très-souvent dans ces cavités un peu de liquide séreux. Les poumons présentent quelquefois une congestion à la partie postérieure.

Quand la dyssenterie coïncidait avec l'abcès du foie, Annesley a trouvé la rate petite. Haspel l'a vue plus grosse, molle et gorgée de sang; pour moi, je l'ai presque toujours trouvée à l'état normal.

La quantité du pus contenu dans l'abcès et dans les parties environnantes est plus ou moins considérable, suivant les circonstances. Je l'ai vue surpasser 2 litres et demi. Sa couleur est d'un blanc sale, verte, ou jaune, et souvent semblable à la couleur du foie. Quelquefois le pus est crémeux ; d'autres fois séreux, et il tient en suspension des débris nombreux. La réaction du pus est d'ordinaire neutre ou acide, et son odeur rappelle celle du beurre rance. On a dit que le pus est phlegmoneux quand il vient de la surface du foie, et qu'il a une couleur lie-de-vin quand il vient du parenchyme; mais j'ai eu plusieurs fois occasion de constater l'erreur de cette assertion.

---

§ X. — Traitement médical

L'étude des causes des abcès du foie permet de déduire très-facilement le traitement prophylactique de cette maladie. Il faut éviter les fatigues excessives et les passages brusques d'une température à une autre. L'usage de la flanelle est un excellent moyen pour prévenir les refroidissements.

Dans les pays chauds, le médecin recommandera de ne pas abuser des alcooliques ; il devra dans ce cas prêcher d'exemple.

Les habitants de ces pays, affaiblis par le climat, sont momentanément soulagés par ces boissons ; ils contractent facilement l'habitude de les boire, et avec le temps elles produisent de très-grands ravages dans l'organisme. L'instinct, ou la nature, on le voit, ne sont pas toujours, en hygiène, des guides infaillibles.

Les habitations doivent être bien aérées, et il ne faut pas oublier que la bonne oxygénation est plus nécessaire ici que dans les pays froids, où l'air est plus concentré.

Le changement de climat est très-utile aux personnes disposées à l'hépatite ; mais il ne faut pas aller tout de suite dans un pays excessivement froid. Le midi de l'Italie, de la France et les îles Ioniennes sont des lieux intermédiaires de résidence à conseiller, à cause de leur proximité de l'Égypte et de la facilité des communications.

Pour prévenir la formation des abcès du foie, il faut combattre la dyssenterie le plus activement possible.

Si j'insiste ici sur le traitement de cette maladie, quoique j'en aie fait le sujet d'une brochure antérieurement publiée, c'est que je crois très-fermement qu'on pourrait diminuer beaucoup le nombre des abcès du foie en traitant dès le début la dyssenterie par la poudre d'ipéca à haute dose (4 grammes), et ensuite par la décoction de simarouba avec le laudanum.

Pour prévenir la formation des abcès, il faut combattre aussi très-énergiquement l'hépatite, et dès le commencement. Contrairement à l'opinion de Frerichs et Ailken, le Dr Cameron (1) applique un grand nombre de sangsues ou pratique la saignée jusqu'à la syncope.

Quoique partisan de l'application des sangsues en grand nombre pour combattre l'hépatite, je crois l'opinion de M. Cameron un peu hasardée. M. Martin, ainsi que plusieurs autres médecins, préfère la saignée, et, selon lui, la seule mesure de la quantité

(1) Cameron, *The Lancet*, 15 july, 1865.

de sang qu'il faut tirer est indiquée par une sensation d'amélioration locale et générale et par souplesse de la peau. J'applique
un grand nombre de sangsues à l'endroit douloureux. Il serait
peut-être plus rationnel de les appliquer à l'anus; mais, d'après
mes observations, il me semble qu'elles agissent mieux appliquées
à l'hypochondre. Après les sangsues j'oppose à l'hépatite les vésicatoires dont l'utilité ne peut être mise en doute, principalement
pour calmer la douleur. J'ai vu plusieurs fois, sous l'action des
vésicatoires, le volume du foie diminuer considérablement. Je ne
crains pas de m'être trompé dans mes appréciations, car j'ai l'habitude de tracer les limites du foie avec l'encre, ou mieux encore
avec le nitrate d'argent, et je ne puis croire à une simple coïncidence, parce que c'est un fait que j'ai observé très-souvent. J'ai
vu que, sans les vésicatoires, le volume du foie ou restait stationnaire pendant plusieurs jours, ou augmentait. Si je devais douter
de l'utilité des vésicatoires contre l'hépatite, je ne croirais plus
à l'efficacité d'aucun médicament.

J'ai essayé d'un autre moyen contre l'hépatite, moyen déjà
employé en France contre les névralgies. Il consiste à injecter
sous la peau de la région occupée par le foie une solution de
nitrate d'argent pour produire un abcès sous-cutané. Le motif
qui me fait espérer de bons résultats de cette pratique, c'est la
considération de ce qui se passe quand il se forme un abcès du
foie. Le contour du foie, qui était très-développé, diminue alors
considérablement, excepté bien entendu là où l'abcès se forme.
Cette observation, très-souvent répétée, a son analogue dans
l'inflammation d'autres parties du corps, par exemple dans le
phlegmon du bras, que tout médecin peut avoir observé. L'utilité des vésicatoires et du cautère contre l'hépatite, et l'innocuité de l'injection de nitrate sous la peau que j'ai déjà em-
ployée, légitiment mes essais. J'ai eu recours à ce moyen pour
deux malades, et, quoique je n'aie pas produit l'abcès, mais une
simple induration, m'étant servi d'une solution très-légère (1,60),
j'ai pu constater une amélioration. Je ne puis, on le conçoit,

déduire des conclusions de deux observations seulement.

On emploie contre l'hépatite la pommade mercurielle belladonée ou additionnée de ciguë ; j'en ai moi-même fait très-
souvent usage, mais sans en retirer d'effets appréciables. Il ne
faut pas, bien entendu, se servir des mercuriaux contre les
abcès déjà formés.

Malcolmson (1) dit qu'il n'a connu aux Indes aucun médecin
judicieux qui approuvât l'emploi du mercure contre les abcès du
foie, sous quelque forme que ce fût. Graves s'exprime ainsi :
« Mon expérience est de tous points conforme à celle d'Annesley
et des auteurs qui ont écrit sur les maladies des climats tropi-
caux; une fois qu'un abcès hépatique a commencé à se former,
il est impossible, ou tout au moins très-difficile, de provoquer
la salivation mercurielle, et le traitement serait plus nuisible
qu'utile. » Les cataplasmes chauds sur la région hypochondriaque sont utiles contre l'hépatite, principalement pour faire
cesser la douleur.

Au début de la maladie, même s'il existe des complications
gastriques, les purgatifs sont utiles. Les boissons acides, et principalement les limonades nitro-muriatiques, peuvent être avanta-
geusement employées, même quand l'abcès est déjà formé. Les
limonades nitro-muriatiques ont le grand avantage de combattre
en même temps la diarrhée et la dyssenterie, qui compliquent
très-souvent les abcès du foie. J'ordonne à mes malades une
bonne alimentation tonique et le quinquina, pour soutenir leurs
forces.

Quand je suis sûr de mon diagnostic, j'emploie la morphine
pour faire cesser l'insomnie, qui est une cause d'affaiblissement.
J'ai dit : « quand je suis bien sûr de mon diagnostic, »
parce que si l'on administre les hypnotiques dès les premières
fois que le malade ne dort pas la nuit, on perd ainsi un signe
qui, selon moi, a une très-grande importance pour le diagnostic.

(1) J. Frank, *loco cit.*

§ XI. — Traitement chirurgical.

La question la plus controversée, et celle pourtant qu'il est le plus utile de résoudre au lit du malade, est de savoir s'il faut opérer, ou non, les abcès du foie. Celse a dit que quelques praticiens ont pour usage d'ouvrir les abcès du foie avec le bistouri, et de consumer la vomique elle-même par le feu (1). Érasistrate croyait, comme Hippocrate, que la ponction est dangereuse dans l'ascite, et, malgré cela, il ouvrait le bas-ventre dans les abcès du foie et de la rate, afin de pouvoir porter immédiatement les remèdes sur la partie malade (2). — Murray (3) pratiqua pendant vingt-deux ans la ponction exploratrice pour les abcès du foie, opération qui, d'après ce que dit M. Morehead (4), fut plus tard abandonnée. Dans son magnifique *Traité des suppurations endémiques du foie*, M. Rouis (5) s'exprime en ces termes : « La ponction simple est praticable lorsque le liquide a dépassé le feuillet superficiel de l'aponévrose abdominale ou les muscles intercostaux; hors de là, il y a plus qu'imprudence à la mettre en usage. » Cet auteur ne cite aucun fait à l'appui de son opinion, qui, comme nous le démontrerons, est en complète contradiction avec les données que fournit l'observation. Le docteur James Martin (6) est opposé à l'opération, et il apporte des arguments à l'appui de son opinion. M. Budd condamne aussi l'ouverture des abcès, qu'il conseille d'abandonner à l'action de la nature, dans la crainte que la pénétration de l'air n'occasionne une putréfaction dangereuse. Le même argument est répété par

(1) Celse, *De re medica*, lib. IV.
(2) Cæl. Aurel., *Chron.*, lib. III, page 454.
(3) *The Lancet*, 1865.
(4) Article cité.
(5) Rouis, *Traité de suppurations endémiques du foie.* Paris, 1860.
(6) Martin, *The influence of tropical climates on European constitution*, 1856.

M. Martin; suivant ce praticien, les parois de l'abcès, après l'opération, ne reviennent pas sur elles-mêmes, et, la pénétration de l'air ayant lieu, il se produit une inflammation secondaire. A cette objection, nous devons répondre qu'on peut vider l'abcès peu à peu, et, pour éviter l'introduction de l'air, remplir la cavité de l'abcès avec de l'eau, ainsi que le faisait Récamier, ou mieux, avoir recours aux moyens que nous allons indiquer. Nous devons faire observer d'abord que, quand les abcès s'ouvrent d'eux-mêmes, l'air pénètre en plus grande quantité que dans le cas contraire, parce que les abcès laissés à eux-mêmes sont d'ordinaire plus grands que si on les opère de bonne heure.

Le docteur J. Martin prétend que la statistique conclut contre les opérations des abcès du foie. Il rapporte la statistique recueillie par Waring (de Madras) où, sur 84 opérés, 66 sont morts, c'est-à-dire 84 pour 100. Nous nous expliquons très-bien ces mauvais résultats, qui sont tout à fait en contradiction avec nos propres statistiques, parce qu'on attendait pour opérer que les abcès fussent fluctuants ; d'ordinaire, le foie était alors en grande partie détruit, comme cela doit arriver quand un abcès très-profond devient superficiel. Dans tous les cas, l'opération n'a pas empiré les conditions du malade, puisque la mortalité est la même quand les abcès sont abandonnés à l'action de la nature.

M. Budd, cité par Martin, dit que sur 300 individus atteints d'abcès du foie, dont les observations ont été relatées avec détails par Waring, l'opération n'était praticable avec quelque chance de guérison que pour 116 malades seulement, à cause de la multiplicité des abcès ou des ulcérations intestinales.

Nombre total des individus affectés d'abcès du foie. 300
Il existait plusieurs abcès chez. 108
____
192

Sur 117 cas, où l'abcès était unique, il existait des ulcérations intestinales. 76
____
Reste. 116

Disons d'abord que ces raisons ne seraient justes que pour interdire l'opération dans les cas d'abcès multiples et compliqués de dyssenterie, et non dans tous les cas. En second lieu, ces cas opérés auraient-ils donné de meilleurs résultats si on les eût abandonnés à la nature ?

Plusieurs de ces abcès, qu'on a reconnus multiples à l'autopsie, fussent très-probablement restés uniques si on les eût opérés dès le début de la maladie ; on rencontre fréquemment en effet, à l'autopsie, des abcès à différents degrés de développement. A cela il faut ajouter qu'il n'est pas du tout établi que, par l'opération, on ne guérit pas les abcès multiples ; nous avons des exemples de cures de ce genre. La guérison peut avoir lieu par le fait de plusieurs ponctions ou par une seule, parce que les abcès communiquaient avec l'abcès opéré.

On peut faire aussi quelques réflexions à propos des cas compliqués de dyssenterie. Souvent la dyssenterie, au lieu de précéder les abcès du foie, s'établit alors que l'abcès existe depuis quelque temps. Il est probable que si on avait ouvert l'abcès à temps, on n'aurait pas trouvé d'ulcérations intestinales. Ce ne sont pas là des théories, mais bien le résultat de l'observation cadavérique.

On a dit aussi que l'opération peut occasionner l'hémorrhagie. J'ai observé trois fois cet accident, deux fois par suite d'abcès qui s'étaient ouverts spontanément par le poumon et l'estomac, et une seule fois par suite de l'opération. Dans ce dernier cas, l'hémorrhagie s'est arrêtée à la suite d'une injection d'eau froide, tandis que le malade dont l'abcès s'est ouvert par l'estomac a succombé à l'hémorrhagie. On voit donc que les craintes de l'opération fondées sur l'hémorrhagie ne sont pas sérieuses, d'autant plus que, pour les cas opérés, on peut agir directement sur la paroi de l'abcès, ce qui est impossible si l'abcès s'ouvre dans des organes internes.

On a objecté encore que l'opération favorise la gangrène, et M. Morehead insiste sur cet accident dans un article publié en

1865 dans le journal anglais *the Lancet.* Cet accident n'est pas
particulier à l'opération, et nous l'avons vu survenir seulement
dans des cas abandonnés à la nature. Si, bien entendu, on attend
pour opérer que la fluctuation soit manifeste, comme le veut
M. Morehead, la gangrène se produira plus facilement; mais
alors les insuccès dépendent justement du retard qu'on a mis à
pratiquer l'opération.

Joseph Frank, dont l'opinion est à juste titre considérée
comme des plus respectables dans la science, fait, en parlant
de l'opération des abcès du foie par le bistouri, les objections
suivantes, objections, que nous nous efforcerons de combattre.

1° Il n'y a de chance de salut dans l'incision d'une vomique
hépatique (abcès du foie) que lorsqu'il y a des adhérences, ce
dont on ne peut être certain, et, dans le cas contraire, le chirurgien abrége les jours du malade en provoquant la péritonite.

D'abord l'absence des adhérences est très-rare; Morehead
ne les a vues manquer que trois fois sur 76 cas. Nous
devons ajouter que cette objection, fondée pour l'opération
pratiquée avec le couteau, est tout à fait erronée si on se sert
d'un trocart de moyenne grandeur. Sur le nombre assez considérable d'abcès opérés à Alexandrie par le trocart, je n'ai trouvé
la péritonite notée que deux fois, et encore l'une d'elles ne l'était
que vaguement. Je ne l'ai jamais observée après mes propres
opérations. De son côté, M. Jimenez n'a jamais observé la péritonite, bien qu'il ait pratiqué un très-grand nombre d'opérations
d'abcès du foie (1).

Sur 15 cas dont on a noté le jour de l'opération et le jour de
la mort, j'ai constaté qu'un seul malade était mort le jour même
de la ponction, un le second, quatre le troisième; trois le
sixième, le septième et huitième jour; trois, le dixième et le
onzième, deux après 24 et 36 jours après l'opération, un deux
mois après.

2° L'abcès du foie, surtout lorsqu'il existe chez des sujets

(1) Lino Ramirez, *Du traitement des abcès du foie.* Paris, 1867.

dont la santé est déjà gravement altérée, se lie ordinairement à d'autres affections.

A cette objection, comme à celle relative à l'introduction de l'air, nous avons déjà répondu.

3° Le diagnostic des abcès du foie est douteux, et par le bistouri, quoique dirigé avec prudence, on peut diviser les vaisseaux sanguins, d'autres viscères, l'estomac surtout.

L'importance de ces objections diminue, si, au lieu d'employer le bistouri, on opère avec le trocart.

M. Maclean est tout à fait opposé à l'opération ; MM. Frerichs et Morehead l'admettent pour des cas choisis ; MM. Ranald Martin, Murray et Cameron, au contraire, la préconisent vivement. Je partage cette dernière opinion, et j'ose espérer amener mes lecteurs au même avis.

La ponction avec le trocart est-elle dangereuse ? J'ai ponctionné avec des trocarts à hydrocèle le foie de plusieurs lapins et de quelques chats, sans que ces animaux aient le moins du monde souffert. Pour examiner s'il restait la trace des ponctions, j'étais forcé de tuer les animaux : le plus souvent, il était impossible de trouver les traces des ponctions, et quelquefois il existait à peine un petit point sur la capsule de Glisson, ou dans le parenchyme du foie. Comme on aurait pu objecter que les résultats étaient négatifs parce que je ne ponctionnais pas le foie, dans une autre série d'expériences, j'ai laissé dans le trajet de la ponction un cheveu, que je faisais passer par la canule, avant de la retirer. Ces expériences m'ont convaincu de l'innocuité de la ponction. Une partie de ces résultats ont été publiés dans le *Bulletin de la Société médico-chirurgicale d'Alexandrie*, en 1867, en même temps que ceux d'expériences semblables faites sur des chiens et des lapins par plusieurs autres membres de la Société.

M. Lavigerie (1) mentionne des ponctions avec le trocart explorateur sur un chien et sur plusieurs lapins, et lui aussi conclut à l'innocuité de cette petite opération.

(1) *Thèse* pour le doctorat. 1866.

M. le docteur Abbate (1) a pratiqué une ponction sur un bœuf
avec le gros trocart de Chassaignac. L'animal fut d'abord étourdi,
puis entra en fureur; pendant quelques jours, il se laissa difficilement approcher. D'ailleurs il mangea et digéra, et, à son in-
quiétude près, il ne sembla nullement incommodé. A cause de
son humeur farouche, le boucher se décida à l'abattre cinq
jours après l'opération. La portion du foie qui répondait à l'entrée du trocart était congestionnée dans une étendue de quatre
centimètres de rayon et d'un centimètre de profondeur. J'ai
voulu citer ici *in extenso* cette observation, parce qu'elle est un
peu en contradiction avec les nombreuses expériences de mes
confrères et avec les miennes. La contusion a très-probablement agi dans ce cas plus que la ponction. Ce cas unique nous
apprend pourtant qu'il ne faut pas employer des trocarts excessivement gros.

On pourrait nous dire que la ponction est innocente quand il
s'agit d'un foie sain, mais qu'elle est dangereuse quand ce
viscère est malade. Pour répondre à cette objection, je me permets de citer une de mes expériences faites sur les animaux.
Le 25 avril (2), je ponctionne avec un trocart la région hypochondriaque gauche (chez les lapins, le foie est plus développé à
gauche qu'à droite) d'un lapin maigre, mal nourri, et je laisse
un cheveu dans la plaie. Le 5 mai, l'ouverture est faite. Le foie
est farci de petites tumeurs caséeuses de nature probablement
tuberculeuse. Le foie était traversé par le cheveu ; mais, sur son
trajet, le tissu hépatique était sain.

Chez un malade, j'ai pratiqué une ponction sans trouver
l'abcès, et il n'y a eu aucun accident à la suite de cette petite
opération.

Chez un négociant grec, d'après le conseil de plusieurs mé-

(1) Abbate, *Bulletin semestriel de la Société médico-chirurgicale d'Alexandrie,* 1867.
(2) V. *Bulletin de la Société médicale.*

decins et le mien, deux ponctions exploratrices furent pratiquées sans qu'on trouvât l'abcès ; la situation du malade n'a pas été le moins du monde empirée.

A l'hôpital grec, les docteurs Ogelvie-Bey, Polydore et moi, nous avons pratiqué trois ponctions sur un individu chez qui nous soupçonnions un abcès du foie. Après les ponctions, ni la douleur ni le volume du foie n'ont augmenté, et l'état du malade n'a pas empiré. Plusieurs jours après, notre malade est mort avec les signes les plus manifestes de la fièvre typhoïde. A l'autopsie, nous avons à peine trouvé la trace d'une seule ponction, et les ulcérations des plaques de Payer.

D'après l'expérience de quelques médecins de l'Inde, après la ponction du foie, quand il s'agit de l'hépatite, le malade se sent soulagé, au lieu d'empirer, même si l'on n'a pas trouvé du pus. Chez un cawas, à l'hôpital grec, ayant soupçonné un abcès du foie, je pratique une ponction avec mon gros trocart. Il sortit quelques onces de sang, et le jour suivant le docteur Sierra et moi nous avons constaté une diminution du volume du foie, dont on avait tracé des limites le jour précédent avec le nitrate d'argent. Le malade se disait beaucoup mieux. Deux jours après, je pratique avec un trocart explorateur une nouvelle ponction qui reste sans résultat. Comme les phénomènes symptomatiques d'abcès persistaient chez ce malade, le docteur Zancarol ponctionne de nouveau le foie avec le petit trocart, toujours sans trouver l'abcès, et pourtant l'état du malade n'a pas empiré du tout; il y avait plutôt amélioration. Ce malade est sorti de l'hôpital non guéri, et je n'ai pas eu de ses nouvelles depuis.

Il ne suffit pas d'avoir démontré l'innocuité des ponctions du foie, il faut prouver aussi leur utilité pour les abcès du foie. Comme je l'ai fait plusieurs fois dans le cours de ce travail, je me servirai non-seulement de mes propres observations, mais encore de celles des autres médecins d'Alexandrie dont les travaux ont été publiés dans les *Bulletins de la Société médico-chirurgicale d'Alexandrie*, et dans la *Lancetta medico-egiziana*.

Sur 128 cas d'abcès du foie que nous avons recueillis, il y a eu, ainsi que nous l'avons dit, une mortalité de 72 pour 100.

Sur 203 cas dont l'abcès n'a pas été opéré, M. Rouis a eu une mortalité de 80 pour 100.

Sur 61 malades opérés, on en a perdu 27, ou 44,26 pour 100.

Il résulte clairement de ces statistiques, qu'on a eu de bien meilleurs résultats en opérant les abcès qu'en les abandonnant à eux-mêmes.

Nous venons de parler de l'opération des abcès du foie faite avec le trocart. Ne vaudrait-il pas mieux les opérer par le bistouri? L'opération par le bistouri rendrait l'hémorrhagie plus fréquente et les dangers de l'absence des adhérences plus sérieux. Dans le cas d'erreur de diagnostic, les dangers de l'opération par le bistouri sont certains, tandis que la ponction avec le trocart est inoffensive. On sait que les médecins anciens et modernes redoutent beaucoup les blessures du foie, et, à coup sûr, ils entendent les blessures faites avec l'instrument tranchant. Dernièrement même, j'ai eu occasion de pratiquer l'autopsie médico-légale d'un individu mort par suite d'hémorrhagie causée par deux petites blessures du foie; hémorrhagie qui venait du tissu même du foie, et non des vaisseaux intercostaux.

Morand (1) parle d'une hernie consécutive à l'opération d'abcès au foie pratiquée avec le bistouri.

Curtis (2), cité par Joseph Frank, dit avoir opéré par le couteau plus de dix malades, dont deux seulement sont guéris. Dans une autre série d'opérations beaucoup plus nombreuses, il n'a eu que trois ou quatre guérisons. M. George Ballingal a opéré très-souvent des abcès du foie, et pas un seul de ses malades n'est guéri radicalement. M. Dutroulau donne les ob-

---

(1) Boyer, *Traité des maladies chirurgicales.*
(2) *Account of the diseases of India*, 1807.

servations de deux malades opérés par le bistouri, et qui sont morts, l'un par épanchement de pus dans le péritoine, l'autre par gangrène. Dans ce dernier cas, l'ouverture par le bistouri avait été précédée par l'application de la potasse caustique. En relatant le premier cas, M. Dutroulau dit : « J'ai emprunté cette observation à un autre service que le mien, afin de faire voir le danger qu'il y a à ouvrir prématurément les abcès du foie. » Nous démontrerons, au contraire, que, par le trocart, il faut opérer les abcès le plus tôt possible.

Graves, redoutant l'ouverture des abcès du foie par le bistouri, pour s'assurer de la formation des adhérences, incisait presque toute l'épaisseur des parois abdominales jusqu'au péritoine (1). Cela fait, il remplissait la plaie de charpie, et abandonnait le reste à la nature. Avec ce procédé, on produit peut-être les adhérences voulues; mais, si l'abcès est profond, une portion considérable du foie sera détruite avant qu'il s'ouvre à l'extérieur, et la chance de guérison sera très-petite. Ce procédé de Graves est le même que celui indiqué longtemps avant par Van Swieten.

Horner incisait les tissus couche par couche jusqu'au foie, réunissait cet organe aux bords de la plaie par quelques points de suture, et ouvrait immédiatement l'abcès.

Le procédé de Begin(2) diffère très-peu de celui de Graves. On pratique au niveau de la tumeur et en coupant couche par couche une incision de 2 à 3 pouces, incision qui aboutit jusqu'au péritoine; arrivé là, on saisit la membrane séreuse avec des pinces et on la coupe. On panse à plat, et, au bout de quelques jours, on ouvre la tumeur. Ces procédés rendent l'opération plus longue, sans éviter tous les dangers de l'emploi du couteau.

(1) Graves, *The Dublin Hospital Reports*, mai 1827. — *Leçons de clinique médicale*, trad. par Jaccoud, 2e édit. Paris, 1863, t. II, p. 367.

(2) Bégin, *Journal universel hebdomadaire de médecine*. Paris, 1830, t. I, p. 417.

Pour établir des adhérences, Trousseau conseille d'enfoncer des aiguilles autour de l'endroit qu'on veut opérer. Quoique sans danger, ce procédé est inutile, si l'on opère avec le trocart.

Récamier a conseillé l'application répétée de la potasse caustique, afin de déterminer des adhérences. A part la longueur de ce procédé, il n'est applicable que quand l'abcès est superficiel et tout à fait fluctuant, c'est-à-dire quand toutes les méthodes réussissent. On ne peut pas se servir du procédé de Récamier, si l'abcès doit s'ouvrir entre les espaces intercostaux, sous peine de produire la nécrose des côtes. Si nous supposons qu'on applique le caustique dans un point qui n'est pas celui où existe l'abcès, les adhérences seront alors plutôt dangereuses qu'utiles.

On ne doit pas supposer que ces considérations sont tout à fait théoriques, et qu'elles doivent avoir rarement une application pratique : tout médecin qui a exercé pendant quelque temps dans les pays chauds reconnaît très-bien la possibilité de se tromper, non-seulement sur le siége de l'abcès, mais encore sur son existence.

---

§ XII. — Époque à laquelle il est convenable d'avoir recours à l'opération et manière de la pratiquer.

La Société médico-chirurgicale d'Alexandrie ayant chargé deux de ses membres, le docteur Dumesthé et moi, de dresser une statistique à l'aide des diverses communications faites par plusieurs sociétaires sur le traitement des abcès du foie, nous avons divisé les abcès : en abcès *gros* et *petits*. Nous avons compris sous la qualification de *gros* ceux dont les dimensions dépassaient le volume du poing d'un adulte, et sous celle de *petits* ceux dont les dimensions étaient moindres. Nous avons apprécié les dimensions des abcès, pour les cas opérés ou pour

ceux où l'abcès s'est vidé spontanément par l'abondance de la
matière sortie ; pour les autres, par le volume apparent du foie ;
dans le cas de mort, par l'autopsie.

Le tableau suivant résume nos observations.

	Nombre	Proportion de guérison
Abcès non opérés supposés gros	24	12,50 pour 100
Abcès opérés gros	22	34,81 —
Abcès non opérés supposés petits. . .	13	30,76 —
Abcès opérés petits.	10	70 —

Dé ce tableau, il résulte clairement qu'il faut opérer le plus
tôt possible. Si l'on retarde trop l'opération, la guérison est plus
difficile, pour les raisons que nous avons données, et aussi
parce qu'il se forme autour de l'abcès un kyste très-épais qui
gêne la cicatrisation.

L'innocuité de la ponction étant démontrée, il faut, même
dans les cas douteux, faire une ponction exploratrice. Attendre,
c'est à mon avis augmenter les probabilités d'insuccès. Il faudra
toujours, bien entendu, après avoir déterminé le siége de
l'abcès d'après les signes que nous avons indiqués, faire la
ponction le plus directement possible. On choisira de préférence
l'endroit où l'on suppose des adhérences ; mais l'absence de
ces dernières ne doit jamais être un motif suffisant pour différer
l'opération. Quand je ne connais pas le point où se trouve l'abcès,
je ponctionne au milieu des limites du foie, au centre de son
plus grand diamètre vertical. « M. Jimenez (1) opère toujours
dans les espaces intercostaux, parce que, dit-il, si on opère plus
bas, les adhérences qui se forment empêchent la rétraction de
l'abcès et peuvent occasionner la mort du malade. » M. Ramirez cite quatre cas à l'appui de cette idée ; mais il s'agit d'adhérences non provoquées par l'opération, et ses observations ne
démontrent pas le moins du monde que la mort soit arrivée à
cause des adhérences. Il cite un autre cas opéré avec la pâte de

____

(1) Lino Ramirez, *Du traitement des abcès du foie*, Paris, 1867.

Vienne, qui n'est pas de nature à convaincre. Pourtant, si on peut choisir l'endroit de la ponction, on doit la pratiquer dans l'espace occupé physiologiquement par le foie, justement pour empêcher que des adhérences ne gênent la rétraction de l'abcès.

Occupons-nous maintenant de la manière de pratiquer l'opération. Si l'on a des doutes sur l'existence de l'abcès, avant de ponctionner avec le trocart, il est prudent d'employer le trocart explorateur. Si, au contraire, l'on est sûr de l'existence de l'abcès, on pratique de suite la ponction avec le gros.trocart. Le trocart dont je me sers habituellement est un gros trocart à hydrocèle. La canule de mon instrument est munie d'un robinet, et l'autre extrémité est percée d'un certain nombre de trous correspondant à des ouvertures semblables pratiquées sur le poinçon du trocart, lequel, au lieu d'être plein, est parcouru suivant son axe par un canal qui débouche à l'extrémité même du manche. Le but de cette disposition est de faire connaître le moment où l'on est arrivé sur l'abcès, ce que le trocart ordinaire ne permet pas de savoir, surtout dans les abcès profonds, par la raison toute simple qu'il n'est pas facile de sentir avec ces instruments le manque de résistance, ainsi que le prouvent les abcès superficiels d'autres régions. Avec mon trocart, on juge en même temps et exactement de la profondeur de l'abcès.

Avant d'enfoncer le gros trocart, je fais d'habitude une petite incision à la peau, pour ne pas rencontrer une trop grande résistance en ponctionnant. Cette précaution est inutile quand on emploie le trocart explorateur. A propos du petit trocart, il faut se souvenir que quelquefois le pus trop épais ne sort pas ; on doit alors pratiquer des aspirations sur la canule pour amener le pus à l'extérieur.

Je laisse la canule de mon trocart pendant deux ou trois jours dans la cavité de l'abcès, jusqu'à ce que le trajet de son passage soit devenu plus large, et que par conséquent la canule soit plus mobile. Je remplace alors la canule par un tube à drainage. On peut l'introduire ou à travers la canule, ou sur la guide d'un stylet à mèche. Il ne faut pas oublier d'assurer le tube avec un double fil, qui peut servir de guide au stylet. Chez un malade de l'hôpital grec, un tube à drainage de la longueur de 20 centimètres s'est égaré dans la cavité de l'abcès; il n'a été trouvé qu'à l'autopsie.

Pour éviter l'entrée de l'air dans la cavité des abcès, j'appliquais autrefois un long tube élastique, dont une extrémité était unie à la canule de mon trocart et l'autre trempait dans l'eau quand le robinet était ouvert. Dans la pratique, ce moyen n'atteignait pas complétement le but proposé, parce que l'air pénétrait dans l'espace qui se formait entre la canule et l'ouverture. Pour obvier à cet inconvénient, je garnissais de coton la canule ou le tube élastique, quand celui-ci remplaçait la canule. Dans la plupart des cas, j'ai abandonné aujourd'hui ce système pour un autre qui me paraît préférable.

Toutes les deux ou trois heures, je fais appliquer des ventouses sur l'ouverture de l'abcès, qu'on laisse jusqu'à ce qu'elles tombent. Ces ventouses sont pratiquées avec le feu; mais, si le pus ne coule pas facilement, j'emploie aussi de temps en temps des ventouses à pompe. Pendant les intervalles, je ferme l'ouverture de l'abcès pour empêcher l'entrée de l'air.

Je crois utile de donner quelques explications sur les raisons qui m'ont amené à faire usage des ventouses. Ayant constaté que l'ouverture des abcès du foie à travers le poumon avait de très-bons résultats, meilleurs même que par l'opération à l'aide du trocart, je me suis demandé la raison de cette différence. Je n'ai trouvé à ce fait d'autre explication possible que la présence de l'acide carbonique dans l'air expiré, et son renouvellement continu par l'action de l'acte respiratoire. J'ai songé alors à mettre la cavité des abcès opérés en communication avec une atmosphère d'acide carbonique, par le moyen des ventouses au feu, qui aspirent en même temps le pus et l'air vicié retenu dans l'abcès. Jusqu'à présent, la pratique a confirmé mes prévisions. J'ai employé les ventouses dans quatre cas, dont trois se sont terminés par la guérison, et un seul par la mort. Pour ce dernier, l'autopsie a fait reconnaître plusieurs abcès dont un s'était ouvert par les intestins.

La seule circonstance qui puisse s'opposer à l'usage des ventouses est l'hémorrhagie ; mais, si la sortie du sang est modérée, elle est plutôt utile que dangereuse, parce qu'elle dégorge le foie et empêche la résorption des liquides contenus dans la cavité de l'abcès.

Quand on s'aperçoit que le tube à drainage commence à s'altérer, il faut le changer : avec un peu d'habitude on réussit assez facilement, en suivant pour guide le fil du tube et le stylet.

Quand l'ensemble des phénomènes et surtout l'étude comparative de la température du malade ont montré que le pus a complétement cessé de s'écouler, on diminue peu à peu la longueur du tube, et enfin on le retire tout à fait.

Même après que le tube a été retiré, il faut continuer les ventouses.

La cicatrice qui se forme après la guérison n'occupe pas la place où la ponction avait été pratiquée; cet effet est dû à la rétraction des parois thoraco-abdominales après la diminution du volume du foie.

Si l'abcès s'ouvre dans le péritoine, il est très-rationnel de tenter la paracentèse. Fabricius, en 1749 (1), a fait cette opération avec succès. Cambay (2) et d'autres encore l'ont aussi pratiquée.

Quand l'abcès s'ouvre dans la plèvre, il faut pratiquer la thoracocentèse, comme pour un emphysème. Si la ponction ne suffit pas pour vider la cavité pleurale, on introduit un long tube élastique, et les ventouses à pompe feront le reste.

(1) Sprengel. *Histoire de la médecine*. Paris, 1815-1820.
(2) Cambay, *Traité des maladies des pays chauds*. Paris, 1847.

§ XIII. — Observations.

OBSERVATION I. — *Ouverture spontanée d'un abcès du foie par les
intestins. — Guérison.*

Jean Lavoratori, maçon grec, âgé de 23 ans, est en Égypte
depuis 8 mois. Je le vis pour la première fois le soir du 26 décembre 1865 ; il était malade depuis 26 jours, avec douleurs à
l'*aisselle gauche* et à la région hépatique du même côté ; il avait
des frissons le matin, et il était ictérique. Par ordre d'un autre
médecin, il s'était appliqué un vésicatoire et avait pris une dose
de rhubarbe avec de la magnésie. Le soir de mon premier examen et le jour suivant je constatai : 1° La persistance de la douleur à l'aisselle, mais la disparition de celle de l'hypochondre ; le
malade parlait difficilement, et il avait l'orthopnée ; 2° par la percussion, on constatait une petite augmentation du lobe droit,
tandis qu'à gauche la matité du thorax était complète en arrière
et latéralement, presque normale à la partie antérieure ; 3° à
l'auscultation, la respiration était exagérée à droite, manquait à
gauche, si l'on excepte la partie antérieure : il existait à gauche
du souffle bronchique et de la pectoriloquie.

Comme ce cas présente quelques particularités extraordinaires,
je crois utile de reproduire, telles que je les trouve dans mes
notes, les considérations qui me faisaient alors admettre l'abcès
du foie. « Comme l'ictère existe depuis longtemps avec la douleur
à gauche et une fièvre continue, je dois admettre une hépatite
au commencement de la maladie. La percussion et l'auscultation démontrent que le poumon gauche est comprimé posté-
rieurement, et non en avant ; or, si ce fait était produit par
une hépatite simple très-forte, on aurait eu l'augmentation du
volume du foie aussi à la partie antérieure, ce qui n'existe pas ;
je m'explique, au contraire, ces phénomènes par l'abcès du
foie. Au premier abord, on pourrait supposer l'existence d'un
hydrothorax enkysté ; mais, après une hépatite, et en raison

de la grande fréquence des abcès du foie dans les pays chauds, je crois plus probable l'existence d'un ou de plusieurs abcès. » Le malade a une toux fréquente avec des crachats muco-sanguinolents, ce qui peut-être est dû à une inflammation partielle du poumon gauche par continuité de tissus.

Le 28 décembre, le malade étant beaucoup plus mal, je voulus pratiquer l'opération avec le concours de quelques confrères; mais la famille s'y opposa.

Le 29, je me rendis chez mon malade avec la certitude de le trouver plus mal que le jour précédent. Il se plaignait de douleurs au ventre; mais il respirait beaucoup mieux, et, dans les selles, il y avait une grande quantité de pus. L'abcès s'était ouvert dans les intestins, et le foie avait considérablement diminué de volume. Le malade recouvra l'appétit et le sommeil, et bientôt il était hors de danger. Il se manifesta pourtant de l'anasarque; mais les urines, analysées avec l'acide nitrique, ne contenaient pas d'albumine. Après sa maladie, le sujet est devenu plus fort, et aujourd'hui, plusieurs années après son affection, il se porte très-bien.

Ce cas est intéressant à plusieurs points de vue : d'abord la douleur siégeait à l'*aisselle gauche*, au lieu d'occuper l'épaule; de plus, l'abcès s'est ouvert dans les intestins, tandis que tout donnait à croire que le pus se ferait issue à travers le poumon; enfin l'ictère et l'anasarque qu'on a observés chez notre malade sont des phénomènes assez rares des abcès des pays chauds.

OBSERVATION II. — *Abcès du foie.* — *Ouverture spontanée.* — *Mort.*

Appelé en consultation par un de mes confrères chez un Français âgé de 30 ans, je constate une tumeur à la région hépatique, sans pulsations, fluctuante, avec une petite augmentation du lobe droit du foie. Le jeune homme se disait malade depuis vingt jours et ressentait des douleurs à l'hypochondre; il n'avait subi aucun traitement. Je diagnostiquai un abcès au foie. J'achevais à peine mon examen, quand le malade vomit tout à coup une grande quantité de pus mêlé de sang, et eut des selles de la même nature. Deux heures après ma visite, le malade est mort.

Si nous avions opéré cet abcès, l'hémorrhagie serait arrivée également; mais on aurait pu porter directement sur l'abcès des remèdes hémostatiques, et peut-être l'hémorrhagie n'eût-elle pas emporté le malade.

Notre examen un peu prolongé aurait-il par hasard facilité l'ouverture de l'abcès, et par conséquent sollicité la mort? Le doute dans ce cas nous impose le devoir de pratiquer nos examens avec une certaine modération.

OBSERVATION III. — *Abcès.* — *Ouverture spontanée par les intestins. Mort.*

M. B..., âgé de 50 ans, est en Égypte depuis 17 ans; il s'adonne à la boisson. Il est hémorroïdaire depuis trois ou quatre ans. Deux mois avant ma première visite du 24 octobre 1866, il était entré à l'hôpital pour une douleur à gauche, dont il guérit imparfaitement, au bout de douze jours, par l'application de ventouses. Après un mois, la douleur se manifesta à l'hypochondre droit, mais non à l'épaule. Je constate une augmentation du volume du foie, œdème à la région hépatique et une tumeur bien limitée à la partie antérieure du foie. Insomnie, sans frissons. Deux jours après, fluctation et frissons nocturnes. Le docteur Ogelvie-Bey, appelé en consultation le 16 octobre, fut d'avis de ne pas pratiquer tout de suite l'opération.

Le 18, la tumeur diminue de volume, et on trouve du pus dans les selles.

Le 1er novembre, le malade se disait tout à fait bien, et il en avait l'apparence.

Quinze jours plus tard, il entre à l'hôpital des Diaconesses pour une diarrhée, et un mois après je l'ai vu en ville en très-mauvaises conditions. Il avait du hoquet, une diarrhée très-grave ; mais le volume du foie n'était point augmenté. Il meurt quatre jours après. L'autopsie n'a pas pu être obtenue.

OBSERVATION IV. — *Abcès du foie.* — *Ouverture par les bronches. Guérison.*

M. Moraiti, Grec, de retour de Suez, m'appelle le 32 juin 1867. Il éprouve de la douleur à la région hépatique droite et à l'épaule ; mais l'augmentation du volume du foie est à peine appréciable. Deux mois auparavant, il a eu la dyssenterie, dont il n'a pas été soigné convenablement. Le 25, il a eu pour la première fois des frissons. Il avait de l'insomnie. Je causais de ce malade avec le docteur Dr Sierra et je lui disais que je soupçonnais un abcès du foie : 1° à cause de l'aspect du malade ; 2° à cause de la précédente dyssenterie ; 3° en raison de l'insomnie. J'étais encore à la promenade avec le même médecin, lorsqu'un parent du malade vint me dire tout ému que Moraiti avait craché une grande quantité de matière, à la suite de quintes de toux. Le malade a continué à cracher tous les jours à peu près deux verres de pus à réaction légèrement acide, et, quinze jours plus tard, il était parfaitement guéri.

Ce cas nous démontre que : 1° un grand abcès peut exister avec une augmentation du volume du foie à peine appréciable ; 2° un abcès du foie peut s'ouvrir par les bronches, sans donner des signes précurseurs, et, après l'ouverture, la guérison peut être très-rapide.

OBSERVATION V. — *Supposition d'abcès du foie. — Guérison.*

M. Mordo, de Corfou, tailleur, est en Égypte depuis 8 ans. Il est maigre ; sa physionomie est celle qu'on observe dans les abcès du foie. Depuis trois mois, il avait une dyssenterie qui avait résisté, au dire du malade, à tous les moyens employés au Caire par des médecins et par des charlatans. Le docteur Ambron, médecin

distingué du Caire, lui conseilla de venir à Alexandrie. Un mois
avant ma première visite, il ressentit des douleurs à l'hypochondre
et à l'épaule droite. Le foie était augmenté de trois travers de doigt
à sa partie supérieure. La nuit, il avait des frissons et de l'insomnie. Je pensai qu'il s'agissait d'un abcès hépatique : 1° parce
que la maladie avait débuté par la dyssenterie ; 2° parce que les
douleurs hépatiques existaient de longue date ; 3° à cause de
l'insomnie, des frissons, de la physionomie du malade et de
l'augmentation considérable du volume du foie. Application
d'un grand vésicatoire, limonades nitro-muriatiques. Après un
mois de ce traitement, le malade se portait beaucoup mieux, la
diarrhée était arrêtée et le foie avait diminué de volume. Ce
malade a été examiné aussi par le docteur Sierra, qui a été d'accord avec moi pour le diagnostic. Le malade est allé à Corfou.
D'après les informations reçues par un de ses amis, il se porte
bien.

Ce cas est une preuve de guérison d'abcès sans ouverture ; ou
bien nous avons fait une erreur de diagnostic.

OBSERVATION VI. — *Vingt-deux abcès du foie. — Mort.*

Antoine Zacharie, âgé de 35 ans, Grec, employé de commerce,
depuis seize mois en Égypte, n'a jamais abusé de boissons
alcooliques. Ce malade, me rencontrant à la pharmacie, me de-
manda quel purgatif était convenable pour son mal d'estomac.
La langue était très-sale. L'aspect du malade, la sensation de
pesanteur à l'estomac, et surtout ma crainte des maladies du foie
en ce pays, appelèrent mon attention sur cet organe. Le foie,
en effet, débordait les fausses côtes et arrivait jusqu'à deux
travers de doigt au-dessous du mamelon. La pression pratiquée
de bas en haut provoquait des douleurs hépatiques. Quand je
dis à cet homme qu'il avait une maladie du foie, et qu'il fallait
aller à l'hôpital, il ne fut pas convaincu de la réalité de mon
assertion. Pourtant, quelques jours après, il entra à l'hôpital

grec, et le docteur Zancarol, de qui je tiens les détails suivants, constatait la douleur à l'hypochondre droit et à l'épaule ; le foie arrivait jusqu'à un travers de doigt au-dessous du mamelon droit, et dépassait les fausses côtes de deux travers de doigt. Le teint du malade est alors subictérique, le pouls fréquent, la chaleur a augmenté. La bouche est amère et la langue revêtue d'un enduit jaunâtre. Constipation. En ville, on lui avait fait le jour précédent, c'est-à-dire le 13 septembre, une application de sangsues.

15 septembre. État un peu meilleur, fièvre diminuée, douleur hépatique moins forte ; urine jaunâtre, en pétite quantité, donnant un précipité jaunâtre par l'acide nitrique. Ventouses et calomel.

Du 16 au 20 *septembre.* Les phénomènes s'aggravent ; diarrhée très-abondante ; très-grande dyspnée ; pouls fébrile, mais de plus en plus faible ; abattement profond. La mort survient le 20 septembre, à minuit.

Autopsie 24 heures après la mort. — Cadavre bien musclé, d'une couleur jaunâtre subictérique. Rien dans le poumon, si ce n'est une petite hypérémie dans le lobe droit inférieur. Foie très-volumineux ; largeur de sa surface inférieure, 28 centimètres, dont 13 pour le lobe droit, et 15 pour le gauche. Hauteur du lobe droit, 22 centimètres. Le parenchyme du foie, d'une couleur rouge sale, présente 22 abcès, dont le plus grand a un diamètre de 6 centimètres, et le plus petit d'un centimètre, contenant du pus, les uns d'un gris sale, les autres du pus phlegmoneux pur. Profonds ulcères sur tout l'intestin grêle.

OBSERVATION VII. — *Abcès du foie ouvert dans la plèvre.* — *Mort.*

Eleftérios Ruga, Grec, âgé de 55 ans, matelot, est entré à l'hôpital grec le 25 juillet. Il est resté deux ans à Suez avant sa maladie ; il n'était pas buveur. Deux mois auparavant, il a subitement senti une douleur à la région épigastrique et à l'omoplate droite. Il s'est soigné tout de suite. Pendant huit jours, la douleur a été très-aiguë; mais, au bout de ce temps, elle a cessé complétement à la région épigastrique tout en subsistant à l'omoplate droite. Le malade s'est rendu à l'hôpital de Chalouf où on lui a posé des sangsues, après quoi la douleur a disparu. Il a été soigné dans cet hôpital pendant trente-six jours : il y souffrait d'insomnie, du manque d'appétit et de transpirations abondantes; il était forcé de se coucher toujours la poitrine en l'air, car il sentait un grand poids, qu'il se couchât du côté gauche ou du côté droit.

27 *juillet*. Sommeil tranquille; 78 pulsations; langue meilleure; trois évacuations; foie, trois doigts sous le mamelon.

28. Peu de sommeil; douleur à l'omoplate; 3 évacuations; le volume du foie est le même.

29. La douleur a augmenté; 78 pulsations; foie, à deux doigts et demi sous le mamelon; trois évacuations; visage couleur de terre; langue plus chargée; un léger gonflement sous les côtes.

Du 30 *juillet jusqu'au* 19 *août*. Intervalles d'amélioration et d'aggravation : mais le gonflement du foie sous les côtes augmente un peu.

Le 21, le gonflement avait un peu diminué; le foie arrivait à deux doigts au-dessous du mamelon.

Le 27, l'état du malade étant le même, l'opération a été faite sur l'enflure avec le gros trocart; il est sorti du pus couleur café au lait.

28. Peu de sommeil; sortie spontanée de la canule, et introduction d'un tube à drainage. Il est sorti pendant la nuit une grande quantité de pus.

29. Sommeil tranquille; sept évacuations; 90 pulsations; langue bonne; peu de pus; les yeux un peu ictériques.

30. Langue bonne; une évacuation; 95 pulsations; transpiration modérée; peu de pus, noirâtre.

1er *septembre*. Gonflement du lobe gauche, douloureux; trois évacuations; 84 pulsations; transpiration et frissons.

2 *septembre*. Matière peu abondante; le tube élastique est retiré de l'ouverture.

4. Douleurs au foie qui ne disparaissent qu'après qu'on a enlevé de l'ouverture la charpie qu'on avait appliquée, et qu'il s'en fut écoulé une matière abondante.

Jusqu'au 16 septembre, la quantité de pus a été abondante et le sommeil tranquille; mais, le 16, l'écoulement de pus a beaucoup diminué; le malade avait la diarrhée.

Le 21. Pouls à 108; *dyssenterie*; foie à deux doigts sous le mamelon.

Le 22 et le 23, matière abondante; foie à quatre doigts au-dessous de la mamelle; évacuations dyssentériques.

1ᵉʳ *octobre*. L'application des ventouses sur l'ouverture amène la sortie d'une grande quantité de pus. Le malade a mieux dormi.

6. Diarrhée abondante; faiblesse.

Les jours suivants, toux; expectoration difficile de mucosités; la quantité du pus est diminuée; de l'air sort par le tube à drainage.

Depuis quelques jours, le malade était incommodé par l'odeur désagréable de sa propre respiration.

28. La température est très-élevée à l'omoplate droite; l'érysipèle s'y annonce.

31 *octobre*. Douleur aiguë du côté droit; frissons.

2 *novembre*. Pouls faible et dicrote; matière puante; insomnie. Mort à 7 heures du soir.

Ces détails ont été recueillis par le docteur Zancarol; mais, comme il était absent d'Alexandrie le jour de la mort du malade, c'est moi qui ai pratiqué l'autopsie.

Le cadavre présente une teinte subictérique. Le tube à drainage ne pénétrait pas dans le foie, mais dans la plèvre, qui contient à peu près un litre de pus. Les parois de la plèvre sont tapissées de plaques d'un blanc sale. Le poumon droit, congestionné, est comprimé en haut; le poumon gauche est emphysé-

mateux. Le diaphragme, vu du côté du thorax, présente une
dépression cicatricielle en forme d'entonnoir, qui fait continuation avec une autre petite cicatrice du foie, d'une consistance fibreuse. Cette cicatrice donne l'idée d'un petit abcès
qui se serait ouvert dans la plèvre. La cicatrice résiste à des
tractions faites sur le diaphragme, mais le tissu du foie se dé-
chire. Le foie ne semble ni augmenté de volume, ni altéré dans
sa structure; mais, en l'incisant, nous trouvons dans son centre
un petit abcès de la grandeur d'une noisette, dont les parois
blanchâtres ont une épaisseur de 2 millimètres. Le pus contenu est épais et d'un blanc jaunâtre. La muqueuse du rectum
et celle du cæcum (1) présentent deux taches rondes, de 5 centimètres, fortement injectées par des petits vaisseaux, sans la
moindre trace d'ulcération. Les autres organes sont sains.

Ce cas est intéressant à plusieurs points de vue : d'abord
parce que la dyssenterie a suivi la formation de l'abcès du foie,
en sorte que nous avons pu reconnaître sur le cadavre le début
de cette maladie. En second lieu, la présence de la cicatrice du
foie constatée par l'autopsie mérite notre attention, parce que ce
fait a été nié par quelques auteurs, qui doutaient même de la
possibilité de guérison des abcès du foie.

OBSERVATION VIII. — *Abcès du foie.* — *Ouverture dans le péricarde.*

Mihail Emmanuel, âgé de 25 ans, boutiquier, entre à l'hôpital
grec le 20 février 1870. Il se dit malade depuis une quinzaine
de jours. Augmentation du volume du foie et douleur à la région hépatique. Langue sale. Il a eu quelques frissons le 25 au
soir. Il a pris le lendemain du sulfate de quinine. Le diagnostic
fait par le médecin de l'hôpital, très-familiarisé avec les maladies du foie, a conclu à une hépatite.

(1) C'est à tort que l'Académie écrit *cœcum.* Nyslen écrit avec raison
cœcum. Ce mot vient de *cœcus,* aveugle.

Le 25, le malade se disait bien; il est resté debout toute la journée. Vers le soir, il a éprouvé des douleurs à la région cardiaque. Nuit inquiète. Il est mort le matin.

Avant d'ouvrir le cadavre, le docteur Zancarol et moi, nous recherchons théoriquement les causes probables de la mort. Le foie présentait une augmentation de volume considérable, et il existait une matité très-étendue de la partie antérieure du côté gauche du thorax. La rapidité de la terminaison fatale, la préexistence des phénomènes d'hépatite nous faisaient croire à l'ouverture d'un abcès du foie dans le péricarde.

Autopsie faite cinq heures après la mort. — Le cadavre est bien musclé et n'a pas du tout l'aspect de celui d'un individu mort par suite d'un abcès du foie. A l'ouverture du péricarde, sortie d'une grande quantité de pus couleur chocolat au lait. Péricarde pariétal et viscéral épaissi, présentant çà et là comme de larges condylomes et des granulations. A la base du péricarde et sur le diaphragme, à droite, il existe un petit trou de la largeur d'un tuyau de plume d'oie; ce trou met l'abcès du foie en communication avec le péricarde. Cette ouverture, taillée à pic, est faite comme avec un emporte-pièce. Le cœur est déplacé en haut et ses parois sont durcies, comme si on avait mis cet organe dans l'alcool. Le diaphragme est très-adhérent au lobe gauche du foie, et il forme la paroi supérieure d'un grand abcès situé à la surface convexe du lobe gauche et un peu vers le lobe droit. Le plus grand diamètre de cet abcès est de 14 centimètres; ses parois, épaisses de 2 millimètres, ont une apparence fibreuse. Le foie tout entier est énormément congestionné et très-augmenté de volume; des incisions laissent couler un sang noir. Le lobe gauche est moins engorgé que le lobe droit. La capsule de Glisson se détache très-facilement et laisse la surface du foie comme granuleuse. La vésicule biliaire contient très-peu de bile. Les deux poumons sont engorgés à la partie postérieure. Les autres organes sont sains.

La rareté de l'ouverture des abcès du foie dans le péricarde nous a engagé à publier cette observation. Les altérations trouvées dans le péricarde font supposer que l'abcès s'était ouvert dans ce sac depuis quelque temps, et pourtant, jusqu'à la veille de la mort, le malade a pu marcher, et personne n'aurait soupçonné qu'il fût atteint d'une maladie grave.

OBSERVATION IX. — *Abcès du foie opéré.* — *Mort.*

Une vieille femme est entrée à l'hôpital grec avec une grande tumeur fluctuante, qui arrive à peu près à la fosse iliaque droite. On applique du caustique, lequel, après trois jours, avait produit une escarre de la grandeur d'une pièce de cinq francs en argent, et qui arrivait jusqu'au muscle droit antérieur. La malade disait qu'elle n'avait jamais ressenti de très-fortes douleurs au foie. Je la vis alors pour la première fois avec les docteurs Dickeos et Economopulo. Notre pronostic fut désespéré; mon avis était plutôt contraire que favorable à l'opération. Pourtant nous faisons une ponction exploratrice, puis une autre avec le gros trocart. Après la sortie d'une très-grande quantité de pus, la malade a de la diarrhée opiniâtre, quelques douleurs au ventre, et elle meurt au bout de quelques jours.

A l'autopsie, le docteur Dickeos trouva des adhérences entre les intestins et l'abcès, qui appartenait réellement au foie.

Quoique cette observation soit fort incomplète, je la publie cependant pour faire voir à quel énorme volume peut arriver un abcès du foie. La diarrhée, survenue après l'opération, serait-elle par hasard la conséquence de la cessation très-rapide de la pression sur les intestins, après que l'abcès se fut vidé? Je ne le pense pas; mais, dans le doute et en cas d'énorme abcès du foie, je viderai la tumeur peu à peu.

OBSERVATION X. — *Abcès du foie.* — *Ouverture par les bronches.*
Mort.

Le docteur Z..., Russe, âgé de 41 ans, buveur de bière, habitant l'Égypte depuis huit ans, étant à Suez à l'ouverture du canal, s'est traité pour une fièvre intermittente. Au début de la maladie, il ne sentait pas de douleurs à l'hypochondre. Au bout de quelque temps un abcès s'est ouvert par les bronches, et le malade cracha du pus. Je ne puis donner beaucoup de détails sur les autres symptômes de la maladie de ce confrère, parce que je ne l'ai vu qu'après la mort, arrivée à 8 heures du soir, le 21 janvier 1870.

Autopsie pratiquée au cimetière, le 22 janvier à 4 heures. — Physionomie tout à fait caractéristique des malades atteints d'abcès au foie. Amaigrissement notable. Le foie, très-volumineux, présente au lobe gauche un abcès de la grandeur d'une orange, contenant un pus jaunâtre. Le contour de cet abcès est formé par une couche noirâtre de 3 millimètres d'épaisseur, à surface très-irrégulière. Au centre et sur le contour du foie existent cinq petits abcès grands comme une petite noisette, limités par le tissu même du foie, sans membrane pyogénique : le pus est très-épais. A la partie postérieure de la face convexe du lobe droit existe un abcès, avec une membrane pyogénique épaisse de 2 millimètres, et d'une couleur jaunâtre. La paroi supérieure de cet abcès est formée par le diaphragme, avec lequel il a de fortes adhérences. Il s'ouvre dans le poumon, qui présente une espèce de caverne dont les limites, d'une épaisseur de 2 centimètres, sont formées par le poumon, à l'état d'hépatisation grise. Il existe dans la plèvre une grande quantité de pus ; ce qui vient probablement de ce que les adhérences entre le poumon et le diaphragme se sont rompues. En effet, quelques jours avant la mort, deux médecins ont constaté les signes d'une pleurésie.

Le poumon gauche et la rate sont sains. Ces organes ont été examinés soigneusement pour exclure le cas de mort par abcès métastatiques, comme pouvait le faire supposer la présence de plusieurs petits abcès. — Le péritoine contenait quelques onces d'un liquide séreux, mais sans autres traces de péritonite. Le péricarde renfermait aussi cinq ou six onces d'un liquide citrin.

OBSERVATION XI. — *Abcès du foie opéré.* — *Guérison.*

Un cuisinier de Trieste, âgé de 30 ans, habitant une chambre
mal aérée, était malade depuis un mois, avec une douleur à
l'hypochondre et à l'épaule droite. Il ne dormait pas la nuit et
avait, à certains moments, des frissons. Quand il me fit appeler,
je reconnus une augmentation du volume du foie et une tumeur
à l'épigastre avec une fluctuation douteuse. J'enfonçai mon trocart à 4 ou 5 centimètres de profondeur ; il sortit immédiatement un demi-verre de pus. Je laissai la canule en place pendant 24 heures, et j'introduisis ensuite dans l'abcès un tuyau
élastique dont je faisais plonger l'autre extrémité dans l'eau,
toutes les deux heures, quand je voulais vider l'abcès. — Dans
les intervalles, je liais le tuyau sur un morceau de liége pour
empêcher l'introduction de l'air, et je le retirais de l'eau, afin
de permettre au malade tous les mouvements. L'expérience faite
sur d'autres malades m'ayant démontré qu'après quelques jours
à partir de l'introduction du tube, l'ouverture du foie s'élargis-
sait de manière à permettre l'introduction de l'air, j'ai obvié à
cet inconvénient en mettant sur la région hépatique une couche
de coton, maintenue en place par un grand morceau de carton
fin fixé avec du diachylon et un bandage autour du corps. L'ouverture pratiquée pour laisser passer le tube était entourée de
cire adhérant aux parois du tube, afin d'empêcher toute introduction d'air. La position du malade ne lui permettant pas
d'être traité à domicile, je l'envoyai à l'hôpital après cinq ou
six jours de traitement. Quinze jours après l'opération, on dut
enlever l'appareil, parce que le coton s'était imbibé de
pus, grave inconvénient qui me fit plus tard abandonner ce
procédé. Un mois de traitement suffit pour fermer l'ouverture,
et le malade guéri partit pour Trieste, où il se trouve en bonne
santé.

OBSERVATION XII. — *Abcès du foie opéré.* — *Guérison.*

Baptiste Vassalli, Maltais, âgé de 24 ans, tapissier, se trouvant indisposé, vint chez moi le 6 juillet 1869. Je constate l'augmentation du volume du foie ; le malade accuse des douleurs à la moindre pression ; le pouls est fréquent, à 108. Depuis un mois, cet homme ressent une gêne à l'estomac, et depuis quelques jours seulement une douleur à l'épaule droite. Je lui dis le nom de sa maladie, et je lui déclarai qu'il fallait la combattre pas des sangsues et des purgatifs.

Le 8 juillet, il me fit appeler ; les douleurs avaient considérablement augmenté, ainsi que la fièvre. Il y avait aussi insomnie, phénomène qui a une très-grande importance pour le diagnostic des abcès du foie. Application de vésicatoires. Les mêmes phénomènes persistèrent, et, le soir du 14 juillet, le malade se plaignit de frissons. Pour me rendre parfaitement compte de la forme du foie, j'en marquai, suivant mon habitude, les limites sur la peau avec de l'encre. La ligne inférieure, au lieu d'être presque horizontale, devenait brusquement courbe dans l'union de son tiers interne avec les deux tiers externes, circonstance qui m'a fait croire que l'abcès était déjà formé.

Le 17, contrairement à l'avis de mes confrères et quoiqu'il n'y eût pas la moindre trace de fluctuation, j'ai pratiqué la ponction à la partie antérieure, entre la huitième et la neuvième côte et à une profondeur de 6 centimètres. Il est sorti un demi-verre de pus de mauvaise odeur, qui nous a fait craindre beaucoup pour le malade. La canule fut ouverte toutes les quatre heures, et le jour suivant remplacée par un tube élastique,

Le 19, la matière ne sortant pas, j'ai retiré tout à fait le tuyau, et, à l'aide de ventouses appliquées sur l'ouverture toutes les trois heures, j'ai de nouveau réussi à faire sortir le pus. Dans l'intervalle de l'application des ventouses, je fermais la plaie avec du diachylon. Le malade ne souffrait plus des douleurs dont il se plaignait, et dormait bien la nuit. On continua les ventouses, qui amenèrent quelquefois la sortie de pus mêlé de sang.

Le 24 juillet, l'abcès ne donna que quelques gouttes de pus ; le malade dormit et mangea bien.

Le 26 et le 27, il accusa des frissons avec douleur à la partie postérieure du foie, où je crois trouver cet organe plus augmenté de volume qu'à la partie antérieure. A la suite d'un examen très-minutieux, je soupçonne l'existence d'un autre abcès. J'enfonçai mon trocart entre la huitième et la neuvième côte, à la partie postérieure, à une profondeur de 8 centimètres, sans trouver de pus. L'instrument est retiré, l'opération n'a pas occasionné de souffrance, et n'a amené aucune complication pour le malade ; ce qui démontre une fois de plus l'innocuité absolue des ponctions hépatiques, ponctions déjà connues et pratiquées par les médecins de l'Inde, qui les déclarent même utiles quand il n'existe pas d'abcès.

Le 31 juillet, pouls à 108 pulsations ; température à l'aisselle, 40° centigrades ; le malade a des frissons et de la céphalalgie. La maison du malade se trouvant située dans un lieu où sévissent les fièvres intermittentes, je dus administrer un peu de sulfate de quinine, ce qui était utile, même pour une fièvre d'infection.

Le 2 août, les ventouses font sortir un demi-verre de pus ; l'état du malade est satisfaisant.

Le 3, la température était à 39° et le pouls à 94 ; il sortit peu de pus.

Le 4, la quantité de pus sorti est évaluée à trois onces ; température, 38°, 5 ; pouls à 94.

Le lendemain et les jours suivants, peu de pus ; les ventouses sont continuées. Le sommeil est excellent, l'appétit parfait.

Le 29 août, le malade vient chez moi très-bien portant. L'ouverture de l'abcès est fermée et le foie revenu à son état normal ; température, 37° ; le pouls à 84. Le malade a engraissé, ce qui arrive fréquemment après les guérisons des abcès du foie. Près d'un an s'est écoulé depuis lors ; sa santé est parfaite.

OBSERVATION XIII. — *Abcès du foie opéré.* — *Guérison.*

M. Haggès Lévi, né à Smyrne, âgé de 24 ans, marchand, d'un tempérament lymphatique, mais toujours bien portant, très-sobre.

Le 9 août 1869, après une dispute assez vive qui le mit en transpiration, il prit froid, et les jours suivants sentit à l'estomac une petite douleur à laquelle il n'attacha aucune importance.

Le 24, il vint chez moi, et je constatai que la douleur siégeait à l'hypochondre droit; le foie était augmenté de volume. Des sangsues et des purgatifs furent prescrits. Plus de nouvelles du malade.

Le 30 août, consultation chez lui. Il accusait au côté du foie et à l'épaule des douleurs très-fortes; et les nuits étaient sans sommeil. Il a eu de légers frissons le soir du 28, pendant deux ou trois minutes. Le pouls était fréquent, la température axillaire à 38°.

Le 5 septembre, les mêmes phénomènes continuèrent, excepté le froid, qui ne se répéta plus; sueurs abondantes. Le foie, en correspondance avec le mamelon, avait un diamètre de 14 centimètres, et, à la région de l'estomac, ses limites inférieures suivaient une ligne plus courbe qu'à l'ordinaire. Je soupçonnais un abcès au foie; mais mon indécision était grande pour l'affirmer.

Le 9 septembre, je sens une fluctuation à cet endroit; le doute n'était plus permis, et le 10, assisté du docteur Lorio, je pratiquai la ponction. Il sortit 4 onces de pus.

Le lendemain, je retirai la canule et j'ordonnai l'application des ventouses. La quantité de pus qui sortit fut la même que le jour précédent. Le sommeil revint et le volume du foie commença à diminuer en proportion de la quantité de pus évacué. Température, 35°, 5; pouls fréquent.

Le 11 septembre au matin, pouls à 92; température 37°, 5, et l'après-midi, pouls à 78; température, 37°, 4. Continuation des ventouses avec la bougie toutes les trois heures, le verre restant en place quelquefois deux heures de suite.

Le 12, la température était de 37°, 4 ; 80 pulsations.

Le 13, le pouls est à 68 ; 33 inspirations ; température à 37°, 7. Le malade va bien ; mais il ressent une douleur un peu au-dessous de l'ouverture du foie.

Le 14, température 37°, 4 ; pouls 75 ; 26 inspirations par minute.

Le 15 septembre, température, 37°, 6 ; 30 inspirations ; pouls à 70. Insomnie et arrêt presque complet de la suppuration.

Le 16, j'introduis le stylet dans l'ouverture, et, à l'aide d'une ventouse à aspiration, je fais sortir un peu de matières. 29 inspirations ; pouls, 72; température, 37°, 5. — La diarrhée survint, probablement parce que le malade avait mangé avec excès du raisin, fruit que je ne lui avais pas défendu, tout en lui recommandant la modération. La nuit a été bonne ; le sommeil vint, et le jour suivant le thermomètre marquait 37°, 5 ; pouls à 96 ; 25 inspirations.

Le 18, pouls à 77 ; 29 inspirations ; le thermomètre marque 37°, 8. J'introduis la sonde, le malade se plaignant de douleurs autour de l'abcès. Application de ventouses en laissant le stylet en place ; il sort encore une plus grande quantité de matières que les jours précédents. La diarrhée se déclare encore, mais faible.

Pour ne pas me répéter, je donne ci-dessous un résumé des observations successives, relatives à la température, au nombre de pulsations et aux mouvements d'inspiration. Si l'on remarque la disproportion qui existe entre le nombre des inspirations et celui des pulsations et si on la trouve singulière, qu'on n'en accuse pas pour cela mon observation d'inexactitude ; les chiffres que je rapporte sont l'expression exacte de faits sérieusement constatés.

10 septembre	Thermomètre	37°, 4	Pulsations	80	Inspirations	23
20	—	—	37°, 3	—	80	—	24
21	—	—	37°, 2	—	73	—	27
22	—	—	37°, 4	—	80	—	26
23	—	—	38°, 2	—	92	—	26
24	—	—	37°, 5	—	73	—	28
30	—	—	37°, 4	—	88	—	24
1er octobre	—	37°, 2	—	72	—	20
2	—	—	37°, 4	—	80	—	18
4	—	—	37°, 4	—	80	—	20

L'application des ventouses fut continuée ; mais il ne sortait plus que quelques gouttes de pus mêlé de sang. Le malade avait des boutons sur tout le corps, et, le 23 septembre, j'ouvris un abcès des paupières, qui causait peut-être l'augmentation de la température notée le 23 septembre.

Forcé de m'absenter d'Alexandrie, je restai cinq jours sans voir le malade ; à mon retour, je constatai que l'ouverture était tout à fait fermée.

Le malade est aujourd'hui en parfaite santé et a repris ses occupations.

OBSERVATION XIV. — *Abcès du foie opéré. — Guérison.*

Le nommé George Fischer, natif de Hongrie, exerçant la profession de boulanger et âgé de 35 ans, habite l'Égypte depuis quatre ans et demi. Jouissant ordinairement d'une bonne santé, il a eu cependant, à une époque assez éloignée, une bronchite qui se renouvela il y a deux ans et dont il guérit radicalement. Au mois d'août 1869, il fut admis à l'hôpital pour être traité d'une dyssenterie et d'une douleur à l'hypochondre droit, sans douleur à l'épaule ; puis, en dernier lieu, pour la fièvre intermittente.

Le 15 octobre dernier, atteint d'une maladie plus grave, il

vint chez moi, pour la première fois, adressé par un de mes
confrères. Après examen, je constate : augmentation du volume
du foie, à tel point qu'il déborde les côtes de deux travers de
doigt ; sa limite supérieure est à 3 centimètres au-dessous du
mamelon, tandis que son développement est moindre sur les
autres points. Son plus grand diamètre vertical est de 18 centimètres et demi.

Le malade déclare ne pas dormir depuis trois ou quatre
semaines, ressentir des frissons pendant la nuit depuis une
semaine et ne pouvoir se tenir au lit sur le côté droit. La région
hépatique est douloureuse, la langue est bonne. Température
sous l'aisselle : 101° Fahr. (38°, 3 centigrades); 101 pulsations
et 13 inspirations par minute; aucune trace d'œdème ni de
fluctuation. La teinte particulière de la physionomie du malade
est semblable en tout point à celle des sujets atteints de
cancer.

La préexistence de la dyssenterie, les phénomènes d'hépatite,
la fièvre accompagnée de frissons nocturnes, l'insomnie, la teinte
du visage, et par-dessus tout la forme du foie, dont la limite
supérieure tracée à l'encre présente une courbe très-prononcée;
toutes ces considérations me font croire à la présence d'un
abcès au foie.

J'engageai le malade à rentrer chez lui, et, une heure après,
je me rendis à son domicile pour pratiquer l'opération.

Le point douloureux bien reconnu, c'est-à-dire entre la neuvième et la dixième côte dans la ligne de la mamelle, j'y enfonce
mon trocart à une profondeur de 6 centimètres. Il s'en écoule
aussitôt l'équivalent d'un verre de pus épais, de couleur rouge
foncé, entièrement semblable à celle du foie. Pour faciliter la
sortie du pus, j'applique (suivant mon habitude en pareil cas)
des ventouses, recommandant à la femme du malade de les renouveler toutes les deux heures.

Après ce premier dégorgement de l'abcès, le thermomètre
Fahrenheit indique 100°, 2 (38° cent.) ; le nombre des pulsations

est réduit à 96, celui des inspirations à 12. Le malade, très soulagé, a pu dormir la nuit.

Le 16 octobre au matin, j'obtiens par l'effet des ventouses un quart de verre de pus, dont je constate l'acidité à l'aide de papier réactif. Inspirations plus profondes et au nombre de 14 ; 88 pulsations ; température, 98°, 2 F. (36°, 8 c.)

Dans l'après-midi du même jour, nouvel écoulement d'un quart de verre de pus, toujours par l'effet des ventouses, dont je prescris la continuation toutes les quatre heures. Température à 99 F. (37°, 4 c.), 13 inspirations et 80 pulsations.

• 17 *octobre*. La quantité de pus évacué pendant toute cette journée n'a été que d'un quart de verre, plus épais cependant que les jours précédents, mais de couleur moins rouge. Température 98°, 4 F. (37°, 1 c.), 15 inspirations par minute, et 84 pulsations. Le malade, dont l'état général est satisfaisant, a parfaitement dormi.

18. — Malgré l'emploi continu des ventouses, le pus ne sort qu'en très-petite quantité. Les urines ont une apparence normale. Le malade, qui a recouvré l'appétit, et qui se croit guéri, me demande à reprendre ses occupations. Les pulsations sont à 90 ; 15 inspirations ; température, 99° F. (37°, 4).

19. — Malgré la continuation régulière des ventouses, et même l'introduction d'un assez long stylet dans l'abcès, aucune sortie de matière. L'état du malade est satisfaisant ; cependant je constate avec étonnement une augmentation dans la température, qui est à 101° F. (38°, 4) ; 94 pulsations, 15 inspirations.

20. — L'appétit est bon, le sommeil tranquille, mais la température est toujours à 101° F. (38°, 4), 15 inspirations ; pouls plus fréquent, à 100. Je prescris une décoction de quinquina ; le malade en prit pendant plusieurs jours.

Le 21. — Sommeil agité ; inspirations, pulsations et température semblables à celles de la veille.

Le 22. — D'après la déclaration du malade, il serait sorti pendant la nuit une quantité de pus évaluée à trois quarts de verre ; il aurait eu des frissons. La température est descendue à 98° Fahrenheit (37° c.) ; pouls à 98 ; 14 inspirations par minute.

Confiant en l'intelligence de la femme du malade, je lui laisse le soin de prendre la température du soir, et mon thermomètre Fahrenheit étant au maximum, je puis alors m'assurer le matin des observations recueillies le soir précédent. Je dois ajouter que, suivant mon conseil, le thermomètre était maintenu sous l'aisselle pendant dix minutes. Le même soir, la température était à 101° F. (38°, 3 c.).

23 *Octobre*. 102 pulsations ; 15 inspirations ; température, 100°, 2 F. (38° c.). La santé du malade est bonne, le sommeil continu ; disparition des frissons et petite quantité de ma · tière. L'élévation de la température continue à m'inquiéter.

Le 24. Même situation ; 92 pulsations ; 14 inspirations ; température, 100° F. (37°, 7, c.), celle du soir 100°, 3 F. (38°, 1).

Le 25. L'état du malade est de plus en plus satisfaisant ; je le trouve occupé à écrire ; la nuit a été bonne ; il sort très-peu de pus par l'ouverture ; 94 pulsations ; 16 inspirations ; température du matin, 100° F. (37°.7) ; celle du soir, 100°, 2 (38° c.).

Le 26. Même état ; 96 pulsations ; 16 inspirations ; température, 100°, 3 F. (38°, 1 c.) ; celle du soir, 101°, 2 (38°, 5).

Le 27 au matin : 96 pulsations, 14 inspirations ; le thermomètre marque 101° (38°, 3 ;) le soir, 101°, 2 (38°, 5).

Cette élévation de température m'inquiète de plus en plus, quoique l'apparence du malade soit des meilleures. Examinant le tracé au nitrate d'argent des limites du foie, je remarque que la ligne supérieure à la partie postérieure est très-prononcée comparativement à celle de la partie antérieure, ce qui me fait soupçonner la formation d'un autre abcès en cet endroit.

Le jour suivant, j'étais décidé à procéder à une nouvelle ponction au point le plus douloureux de la partie postérieure, constaté par moi la veille ; mais, ayant oublié mon trocart, cela me fut impossible, et j'eus lieu de me féliciter de cet oubli, par suite des événements postérieurs. La température du matin était à 101°, 1 F. (38°, 4°,) et celle du soir à 101° (38°, 7). La nuit, le malade fut inquiet et ne put dormir, mais un quart de verre de pus qu'il rendit ramena la tranquillité et le sommeil.

Le 29 au matin : Les ventouses et des efforts volontaires de toux déterminent un écoulement de pus et la ligne limite de la partie postérieure du foie a beaucoup moins d'extension.

J'examine le pus à l'aide d'un microscope et j'y découvre des globules de sang en assez grande quantité et des granulations d'un diamètre équivalant au tiers de celui d'un globule sanguin. Ce pus, traité par l'acide acétique, nous donne au microscope cinq tubes très-allongés. — La température du malade est à 100°, 1 F. (37°, 5); 14 inspirations ; le pouls à 96. Le même jour au soir, le thermomètre Fahrenheit marquait 100° (37°, 7). Pendant la nuit, écoulement d'un demi-verre de pus ; sommeil parfait.

Le 30. Continuation de l'écoulement du pus; disparition presque totale de la ligne convexe à la partie postérieure. Température du matin, 99°, 2 F. (37°, 4); 16 inspirations, 96 pulsations. — Température du soir, 99°, 3 (37°, 5). Sortie d'un quart de verre de pus.

Le 31, au matin, 98 pulsations; 15 inspirations ; température 99°, 1 (37°, 3); celle du soir, 99°, 4 F. (37°, 6), Pus en très-petite quantité.

1er *Novembre*. 97 pulsations, 15 inspirations; température du matin, 99°, 4 (37°, 6), et le soir, 100°, 2 (38°). Le malade a passé la nuit sans dormir. J'attribue la difficulté de l'écoulement de la matière à l'augmentation relative de la température, ainsi qu'à l'insomnie.

Le 2 *novembre*. L'état du malade lui permet de sortir et de vaquer à ses affaires. La température du matin est à 100° (37°, 7), celle du soir : 100°, 1 (37° 8,). La nuit a été bonne.

Le jour suivant, c'est-à-dire le 3 novembre, la température est à 100° (37°, 8), et le soir à 100°, 4 (38°, 2). La région hépatique est plus douloureuse et il ne s'écoule que quelques gouttes de matière. Malgré cette stagnation réitérée de l'écoulement de la matière, je suis néanmoins certain de son existence ; à cet effet, le 4 novembre, j'introduis, à l'aide d'un long stylet, un tube à drainage dans l'abcès et il en sort aussitôt trois quarts de verre de matière. La température est à 101°, 1 (38°, 4), le pouls à 104, 17 inspirations. L'application de ventouses de quatre heures en quatre heures a pour effet, comme je l'ai expliqué plusieurs fois (qu'on me pardonne cette répétition), non-seulement de faciliter ou de provoquer l'écoulement de la matière, mais encore de mettre l'abcès en contact avec une atmosphère d'acide carbonique. La température du soir reste la même que le matin, et il est sorti pendant la nuit un quart de verre de pus.

Le 5, au matin, le pus était plus épais et moins rougeâtre. Température 98°, 2 F. (36°, 8), 14 inspirations, 98 pulsations. Le soir, température, 97°, 1 (37°, 1); pus en petite quantité. Le malade passe une bonne nuit.

Pour ne pas fatiguer le lecteur par des détails trop étendus, je résume dans le tableau qui suit mes observations de chaque jour, surtout au point de vue de la température.

Novembre 6. — Température : 97°, 2 (36°, 3). — Inspirations : 16. — Pulsations : 82.

Jour			Température	Inspirations	Pulsations
6	au soir	—	97° (36°, 1).	—	—
7		—	98° (36°, 6).	— 14	— 89.
7	soir	—	97°, 3 (36°, 4).	—	—
8		—	97°, 3 (36°, 4).	— 15	— 86.
8	soir	—	97°, 1 (36°, 2).	—	—
9		—	97°, 3 (36°, 4).		
9	soir	—	97°, 1 (36°, 2).		
10		—	97°, 4 (36°, 5).		
11		—	98°, 1 (36°, 7/10).		
11	soir	—	98°, 2 (36°, 8).	— 16	— 80.
12		—	98°, 4 (37°, 1).	— 15	— 96.
12	soir	—	98°, 2 (36°, 8).		
13		—	98°, 2 (36°, 8).		
13	soir	—	98°, 4 (37°, 1/10).		
14		—	98°, 3 (37°).	— 14	— 88.

Novembre   Température :

14	soir	—	98°, 4 (37°, 1/10).			
15		—	98°, 4 (37°, 1/10).	—	15	— 92.
15	soir	—	98° (36°, 6), plus de matière que les jours précédents.			
16		—	99° (37°, 2).			
16	soir	—	98°, 1 (36°, 7), diminution dans l'écoulement du pus.			
17		—	99° (37°, 2).			
18		—	98° (36°, 8).			
18	soir	—	98° (37°, 1/10), quelques gouttes de pus.			
19		—	100°, 3 (38°, 1).	—		
19	soir	—	100°, 2 (38°).	—		
20		—	100° (37°, 7).	—		
20	soir	—	101° (38°, 3).	—		
21		—	100° (37°, 7), quelques gouttes de pus.			
21	soir	—	101° (38°, 3),	—		
22		—	99°, 1 (37°, 3), écoulement plus considérable de ma·tière.			
22	soir	—	98°, 2 (36°, 8)			
23		—	98° (36, 6)			
23	soir	—	100° (37°, 7), très-peu de matière.			
24		—	98° (36, 6), presque un quart de verre de pus.			
24	soir	—	97°, 1 (36°, 2)			
25		—	97°, 3 (36°, 4)			
25	soir	—	98° (36°, 6)			
26		—	97°, 1 (36°, 2)			
26	soir	—	96°, 4 (36°)			
27		—	96°, 4 (36), comme les jours précédents, quelques gouttes de pus.			
28		—	97°, 1 (36°, 2)			
29		—	96°, 4 (36°), pas de matière.			
30		—	98° (36°, 6), quelques gouttes de pus séreux.			
Décembre 1er		—	97°, 4 (36°, 5)	—	—	
1er	soir	—	97°, 2 (36°, 3)	—	—	
2		—	98° (36°)			

Pour faciliter l'introduction du tube à drainage dans l'abcès
et pour l'y maintenir à une distance voulue, je fixais intérieure-
ment à son extrémité un fil que j'introduisais dans l'abcès à
l'aide d'un stylet à mèche.

Les 8, 11, 14, 18, 23 et 25 novembre, j'ai dû changer de tube,
ou par mesure de propreté, ou pour cause d'engorgement
nuisible à l'écoulement de la matière, ou bien encore parce
qu'il sortait de lui-même.

Le thermomètre Fahrenheit de Casalla (de Londres), dont je me suis servi durant le cours du traitement de mon malade, présente un inconvénient sérieux qu'il est utile de signaler, attendu qu'il peut occasionner de graves erreurs. Dans les derniers jours de novembre, j'ai remarqué la disparition de la bulle d'air séparant les deux colonnes de mercure, de sorte que ce thermomètre n'était plus à maximum. Pareil accident est arrivé à un de mes confrères d'Alexandrie. Aussi me suis-je servi le 4, le 7 et le 8 décembre d'un thermomètre centigrade. La température du malade était de : 37°, 37°, 1, 36°, 7.

9 *Décembre*. Le malade se porte bien, la température est presque normale, le pus a cessé de couler; je retire le tube à drainage. Le volume du foie s'est considérablement amoindri : son diamètre vertical est de 10 centimètres et demi; le bord supérieur du foie est à 10 centimètres au-dessous du mamelon et son bord inférieur à deux travers de doigt au-dessus des fausses côtes. La cicatrice de la ponction est plus en arrière qu'au moment de l'opération.

Le lecteur voudra bien me pardonner si je me suis étendu un peu longuement dans le compte rendu de ce traitement ; mais je tenais à démontrer l'avantage sérieux qui ressort de l'emploi du thermomètre, l'utilité incontestable de la ponction du foie et la nécessité qu'il y a à se servir de tubes à drainage pour faciliter l'écoulement de la matière.

Le 28 février 1870, le malade se porte à merveille.

OBSERVATION XV. — *Cinq abcès du foie.* — *Opération.* — *Mort.*

Le nommé Jean Fieta, Piémontais, âgé de trente-cinq ans, très-sobre, habite l'Égypte depuis douze ans et demeure à Alexandrie, dans une maison mal aérée. A diverses époques, il a fait trois voyages de courte durée en Europe. Le dernier voyage qu'il entreprit, il y a trois ans, était motivé par une très-forte dyssenterie, dont il guérit radicalement.

Le 2 janvier de cette année, à la suite d'un refroidissement après une partie de chasse, il ressentit des douleurs articulaires, puis, deux jours après, un point à l'hypochondre (sans douleur à l'épaule), des frissons et une pesanteur à l'estomac.

Le médecin appelé lui ordonna les mercuriaux, lesquels ont produit la stomatite.

Le 1er février, le docteur Zancarol et moi, appelés pour une première consultation, nous constations une telle augmentation du volume du foie, que ce viscère s'étendait jusqu'au mamelon ; les côtes du côté droit étaient, comparées à celles du côté gauche, beaucoup plus bombées et, entre deux côtes, la douleur était vive sous la pression, et l'espace intercostal était plus resserré que du côté opposé.

La veille au soir du jour où nous fûmes appelés, le malade avait ressenti des frissons ; sa physionomie, au moment où nous le vîmes, était celle des personnes atteintes de phthisie. Ces symptômes nous permirent de reconnaître facilement la présence d'abcès au foie. Mon opinion personnelle était que plusieurs abcès devaient exister, attendu que, malgré l'augmentation considérable du foie, cet organe avait conservé sa forme régulière, et que, dans les cas ordinaires, le tracé du foie (pratiqué au nitrate d'argent) présente une courbe très-prononcée.

Ainsi l'existence de plusieurs abcès était démontrée par l'hépatite précédente qui durait depuis un mois, les frissons, l'insomnie, la forme bombée du thorax, la diminution de l'espace intercostal et la douleur sur ce même point.

Le même jour, à trois heures et demie, assisté du médecin traitant, je pratiquai une ponction exploratrice au point le plus douloureux, à l'endroit où l'espace intercostal était diminué de largeur. Avant la ponction et au moment où elle fut faite, le pouls était à 80 et la température de 38°. La ponction exploratrice opérée, j'introduisis un fort trocart ; il sortit un demi-verre de pus crémeux suivi d'environ cinq verres de sang, qui se coagula au fond du récipient. — Cette petite hémorrhagie empêcha l'application de ventouses que je prescris habituellement après la

ponction. Bien des personnes objectent les dangers de l'hémorrhagie contre la ponction du foie. Je me permettrai de faire observer que ce phénomène est tout à fait exceptionnel, et que, pour
ce qui concerne notre malade, les suites de l'hémorrhagie ne
mirent en aucune façon ses jours en danger.

Après la sortie du sang, le pouls était à 88, et le soir à 92; la
température à 36°, 4. Faiblesse extrême; je prescrivis du vin. Le
pus étant sorti en quantité moindre que le volume du foie aurait
pu le faire supposer, l'existence de plusieurs abcès fut alors con-
firmée. — La nuit, sueurs abondantes, insomnie et respiration
difficile.

2 *Février*. Température à 35°; pouls à 92. Diminution en avant
de la matité, qui est plus prononcée en arrière; pas d'égophonie. La matité varie avec la position du malade; les urines sont
chargées et forment dépôt. La nuit, disparition des frissons et
quelques heures de sommeil.

Le jour suivant, la température était de 37°4; pouls, 82. Diminution de deux travers de doigt du volume du foie en avant;
mais la matité persiste en arrière, avec les caractères décrits. Il
ne sort plus de l'ouverture que quelques gouttes de sang, pas
d'apparence de pus; je me décide alors à retirer la canule. Limo-
nade nitro-muriatique. A trois heures, pouls à 108; température
à 38°,4. Diarrhée bilieuse. La nuit, le malade put dormir.

4 *Février* : Urines sans dépôt, quoique de couleur rouge;
langue sèche; toux; diarrhée; température à 37°, 4; pouls à 96.
Constatation du hoquet, que le malade déclare avoir depuis deux
jours. Les signes d'existence d'un liquide à la plèvre persistent
et le corps du malade doit être soulevé; le changement de position occasionne au malade une lipothymie.

Le même jour, à 3 heures et quart : frissons avec claque-
ment de dents; le thermomètre, appliqué sous l'aisselle, marque malgré le froid 39°, 3; pouls à 90; les urines, semblables à
celles du matin. Le froid cesse après une demi-heure : l'insomnie continue.

Le 5 au matin : légers frissons : langue bonne, sortie d'un peu de sang et de pus. Pouls, 106 ; température, 35°,5 ; même température à six heures du soir ; à 11 heures de forts frissons. La nu se passe presque sans sommeil.

Le 6, évacuations bilieuses ; langue sèche. Pouls, 92 ; température, 37°, 4. Les phénomènes d'un liquide à la plèvre continuant à se montrer, et craignant que le pus de l'abcès ne se soit déversé dans cette cavité, je pratiquai, avec l'assentiment de mes confrères, une nouvelle ponction exploratrice entre la huitième et la neuvième côte, ponction dont le résultat fut négatif. Température du soir, 37°, 8 ; pas de frissons.

Le 7 à 8 heures : évacuation intestinale non douloureuse de pus, évaluée à une quantité de 4 onces. La région épigastrique à gauche est très-douloureuse sous la pression. Abdomen tympanique ; urine rougeâtre sans dépôts ; langue sèche ; pouls, 110 ; température, 38°, 4. Cataplasme sur le ventre ; pommade mercurielle belladonée. A 3 heures trois quarts, pouls à 112 ; température, 37°, 6. Évacuation intestinale de pus, évaluée à 3 onces. Ces évacuations sont précédées de fortes coliques. Température du soir, 36°, 6. Évacuation de pus mêlé de bile. Sortie d'une certaine quantité de sang de la première ouverture pratiquée par le trocart. Quelques heures de sommeil ; pas de frissons.

Le 8 Février au matin : pouls, 116 ; température, 38°,3. Hoquet. L'après-midi, pouls, 120 ; température, 19°,2. Potion éthérée. Le soir, température, 38°,5. Évacuations bilieuses, insomnie, hoquet.

Le 9, langue sèche ; hoquet, 114 pulsations ; température, 38°, 5.

Le 10, même état ; température du matin, 38°,2 ; pouls, 110 ; température du soir, 39°, 4. Pronostic désespérant.

Le 11, continuation du hoquet ; température, 38°, 3 ;pouls, 112 ; écoulement par l'ouverture de pus crémeux, 5 onces environ. Température de l'après-midi, 37°,8. A minuit, frissons ; application de ventouses sur l'ouverture ; rejet de 12 onces de pus mêlé de sang ; toujours le hoquet.

Le 12, j'introduisis un tube à drainage dans l'ouverture ; pouls, 112 : température, 38°, 5 ; de 2 à 2 ½ heures, frissons ; A 6 heures, température, 38°,7 ; quelques moments de sommeil.

Le 13, langue sèche ; diminution du hoquet ; évacuations bilieuses. Pouls, 112 ; température, 38°, 3. Le tube à drainage gênant la sortie du pus, je le retirai. J'ordonne le sulfate de magnésie. Insomnie, frissons et délire.

Le 14, la physionomie du malade est cadavérique. Irrégularité du pouls, à 114 ; température, 38°, 4.

Le malade est mort le 15 février à 8 heures.

L'autopsie du cadavre, faite au cimetière d'Alexandrie, eut lieu le 16 février, en présence du docteur traitant qui constata l'état suivant : Augmentation de volume du foie ; adhérence entre l'ouverture et la paroi de cet organe ; existence de cinq abcès, un d'eux correspondant à l'ouverture pratiquée par nous. Existence à la partie inférieure d'un abcès de la grandeur d'une orange, autre abcès correspondant au précédent au lobe droit, et de la dimension d'une noisette, un autre à la partie supérieure du lobe droit et double en grosseur. A la partie supérieure du lobe droit existait un point de la largeur de cinq centimes où le tissu du foie semblait transformé, et présentait une couleur nacrée. Peut-être était-ce là le commencement d'un autre abcès du foie. Liquide en petite quantité dans la plèvre et dans le péricarde. Poumons sains, sauf le poumon gauche légèrement congestionné dans sa partie postérieure. La vésicule du fiel distendue par la présence d'une matière séreuse. Rate congestionnée sans augmentation de volume. Petite ouverture au duodénum communiquant avec le grand abcès de la partie inférieure du foie. Enfin l'estomac trés-distendu, était sain et sans lésion.

Imprimerie L. TOINON et Cie, à Saint-Germain.

ERRATA

Le blocus de Paris n'ayant pas permis de faire corriger par l'auteur les épreuves de son travail, il s'est produit quelques erreurs que nous prions le lecteur de vouloir bien excuser.

Page 7, ligne 3, *au lieu de* sur 26, *lisez* sur 28.

Page 19, ligne 8, *au lieu de* épanchement pleurique, *lisez* épanchement pleuritique.

Page 46, ligne 4, *au lieu de* l'instinct ou la nature, *lisez* l'instinct ou les besoins.

Page 48, ligne 18, *au lieu de* même s'il existe des complications, *lisez* même s'il n'existe pas de complications.

Page 51, ligne 21, *au lieu de* observation cadavérique, *lisez* observation clinique.

Page 78, ligne 30, *au lieu de* température 35°, 5, *lisez* température 37°, 5.

Page 79, ligne 19, *au lieu de* pouls à 96, *lisez* pouls à 76.

Page 84, ligne 28, *au lieu de* j'attribue la difficulté de l'écoulement de la matière à l'augmentation relative de la température ainsi qu'à l'insomnie, *lisez* j'attribue l'augmentation relative de la température ainsi que l'insomnie à la difficulté de l'écoulement de la matière.

Page 85, ligne 29, *au lieu de* 36⁷,5, *lisez* 36°, 5.

Page 85, ligne 30, *au lieu de* 36⁹, 7/10, *lisez* 36°, 7.

Page 85, ligne 35, *au lieu de* 37° 1/10, *lisez* 37°, 1.

Page 86, ligne 8, *au lieu de* 98°, *lisez* 98°, 2.

Page 86, ligne 9, *au lieu de* 98°, *lisez* 98°, 4.

Page 86, ligne 21, *au lieu de* 98⁹, *lisez* 98°.

Page 86, ligne 34, *au lieu de* 36°, *lisez* 36° 6.

NOUVEAU DICTIONNAIRE
DE MÉDECINE ET DE CHIRURGIE
PRATIQUES
ILLUSTRÉ DE FIGURES INTERCALÉES DANS LE TEXTE

Directeur de la rédaction : le docteur JACCOUD

LISTE DES COLLABORATEURS

AVEC L'INDICATION DES PRINCIPAUX ARTICLES QU'ILS ONT RÉDIGÉS POUR LES TOMES Iᵉʳ A XIII

ANGER (BENJ.), chirurgien des hôpitaux.— *Bras.*

BAILLY (E.), professeur agrégé à la Faculté de médecine de Paris. — *Bassin, Crochet, Eclampsie, Ergot de seigle* (effets thérap.).

BARRALLIER, professeur à l'École de médecine navale de Toulon. — *Bouton d'Alep, Camphre, Charbon, Chlore* (thérap.), *Cuivre, Cyanogène et Composés, Dysenterie, Éléphantiasis, Éther.*

BERNUTZ, médecin des hôpitaux de Paris. — *Abdomen, Aménorrhée, Artériel (Canal), Constitutions médicales.*

BERT (PAUL), professeur à la Faculté des sciences de Paris. — *Absorption, Asphyxie, Chaleur animale, Curare, Défécation, Digestion.*

BŒCKEL (EUG.), professeur agrégé à Strasbourg. — *Aisselle, Anatomie pathol. et Anatomie chirurg., Cartilage, Connectif (Tissu), Dégénérescence, Érectiles* (appareils et mouvements), *Érectiles* (tumeurs).

BUIGNET, professeur à l'École supérieure de pharmacie de Paris. — *Atropine, Carbonates, Carbone et composés, Chaleur* (phys.), *Chaux, Chlore, Chrome, Citrique (Acide), Cyanogène et composés, Eau, Eaux médicinales, Eaux minérales, Électricité.*

CUSCO, chirurgien des hôpitaux.— *Choroïdite.*

DEMARQUAY, chirurgien de la Maison municipale de santé. — *Avant-bras, Bec-de-lièvre, Carbonique (Acide), Chaleur animale, Côtes, Exophthalmie.*

DENUCÉ, professeur à l'École de médecine de Bordeaux. — *Abdomen, Ankylose, Atloïde occipitale et axoïdienne, Coude.*

DESNOS, médecin des hôpitaux de Paris. — *Acrodynie, Amygdales, Angines, Choléra, Coryza, Ergotisme,* et de nombreux articles sur les eaux minérales.

DESORMEAUX (A.), chirurgien de l'hôpital Necker. — *Bras, Bougie, Cathéter.*

DESPRÉS (A.), chirurgien des hôpitaux. — *Diaphragme, Encanthis, Étranglement.*

DEVILLIERS, M. A. M. — *Avortement, Coqueluche, Délivrance.*

DIEULAFOY (G.), D. M. P. — *Douleur.*

FERNET (CH.), D. M. P. — *Bouche, Convalescence, Diaphragme, Dysphagie.*

FOURNIER (ALFRED), médecin des hôpitaux de Paris, professeur agrégé à la Faculté de médecine. — *Adhérences, Alcoolisme, Balanite, Blennorrhagie, Bubon, Chancre.*

FOVILLE (A.), médecin adjoint de Charenton. — *Convulsions, Délire, Démence, Dipsomanie.*

GALLARD (T.), médecin des hôpitaux. — *Chauffage, Consanguinité, Contagion, Éclairage.*

GINTRAC (H.), professeur à l'École de médecine de Bordeaux. — *Ascite, Bismuth, Camphre, Bronches* (pathol.), *Cyanose.*

GIRALDÈS, chirurgien des hôpitaux. — *Acupressure, Anesthésiques, Anus.*

GOSSELIN, professeur à la Faculté de médecine. — *Anus, Blépharite, Conjonctivite, Crurales (Région et Hernie), Érysipèle.*

GUÉRIN (ALPH.), chirurgien de l'hôpital Saint-Louis.—*Amputations, Anthrax, Autoplastie.*

GOMBAULT, médecin des hôpitaux de Paris. — *Choléra, Croissance, Diarrhée.*

HARDY (A.), professeur à la Faculté de médecine, médecin de l'hôpital Saint-Louis. — *Acné, Cheveu, Chromhidrose, Dartre, Ecthyma, Eczéma, Erythème, Exanthème.*

HÉBERT, pharmacien en chef de l'hôpital des cliniques. — *Boissons, Cataplasmes.*

HERAUD, professeur à l'École de médecine navale de Toulon. — *Emplâtres, Etain.*

HEURTAUX, professeur à l'École de Nantes. — *Cancer, Cancroïde, Chondrome, Engelure.*

HIRTZ, professeur à la Faculté de médecine de Strasbourg. — *Aconit, Antimoine, Arsenic, Belladone, Chaleur dans l'état de maladie, Crise, Datura* (thér.), *Diète, Diététique, Digitale* (thér.), *Embolie, Expectation.*

JACCOUD, médecin de l'hôpital Lariboisière, professeur agrégé à la Faculté. — *Agonie, Albuminurie, Amyloïde, Angine de poitrine, Apoplexie, Bile, Bronzée (Maladie), Diabète, Électricité* (applic. méd.), *Encéphale, Endocarde, Endocardite.*

JACQUEMET, professeur agrégé à Montpellier. — *Emphysème traumatique.*

VOICI LE BUT, L'ESPRIT ET LA FORME DU *NOUVEAU DICTIONNAIRE*

Son but. C'est de rendre service à tous les praticiens qui ne peuvent se livrer à de longues recherches, faute de temps ou faute de livres, et qui ont besoin de trouver réunis et comme élaborés tous les faits qu'il leur importe de connaître bien ; c'est de leur offrir, sous un nombre de vingt-huit à trente volumes, une exposition, une description détaillée et proportionnée à la nature du sujet et à son rang légitime dans l'ensemble et la subordination des sciences médicales.

Son esprit et sa forme. Le *Nouveau Dictionnaire* est une analyse des travaux des maîtres français et étrangers, empreinte d'un esprit de critique éclairé et élevé ; c'est souvent un livre neuf, par la publication de matériaux inédits qui, mis en œuvre par des hommes spéciaux, ajoutent une certaine originalité à la valeur encyclopédique de l'ouvrage ; enfin c'est surtout un livre pratique. Les auteurs ont présent à l'esprit qu'ils écrivent pour des praticiens, en profitant de ce que l'observation a pu recueillir de véritablement utile et applicable : tout ce qui tient à la pratique de l'art, tout ce qui peut contribuer à rendre les opérations de la thérapeutique médicale et chirurgicale plus sûres et plus faciles, y est l'objet de développements étendus et y occupe la plus large place. Aucune des branches des connaissances médicales n'est négligée dans ce Dictionnaire, mais elles n'y sont utilisées que pour le diagnostic et le traitement des maladies. C'est dans cet esprit pratique qu'y sont présentées des notions indispensables de physiologie et de pharmacologie.

Nous avons adopté, toutes les fois du moins que le sujet nous a paru l'exiger, le système des monographies, et nous avons exposé dans un seul chapitre, divisé en plusieurs articles, les diverses parties d'une même question, sans nous préoccuper de l'ordre alphabétique. Nous avons décrit au mot CŒUR, au mot ESTOMAC, au mot FOIE presque toutes les maladies dont ces organes sont le siége ; nous avons rapporté au mot SENSIBILITÉ toutes les altérations morbides de cette fonction, et nous avons réservé pour le mot FIÈVRE, non-seulement l'étude de la fièvre en général, mais aussi celle des diverses espèces de pyrexies. C'est ainsi qu'à propos d'un organe ou d'une région, l'auteur décrit sommairement l'anatomie chirurgicale, les anomalies anatomiques de cet organe ou de cette région et prépare le lecteur à lire avec fruit l'exposé des diverses lésions. A propos d'un médicament, il en donne l'histoire naturelle, la composition chimique, le mode de préparation, l'action physiologique et les effets thérapeutiques.

Ce qui constitue une innovation importante, c'est l'addition de figures dessinées et gravées sur bois et intercalées dans le texte : premier exemple de l'iconographie appliquée à un répertoire encyclopédique des connaissances médicales. L'utilité des représentations figurées dans l'étude des sciences est évidente : la description la plus complète d'un objet ne saurait valoir le commentaire lumineux de son image, qui simplifie et facilite l'exposition, qu'il s'agisse de médecine opératoire, d'anatomie chirurgicale, d'anatomie pathologique, d'appareils, d'instruments, de physiologie, etc.

JAVAL (ÉMILE), D. M. P. — *Emmétropie.*

JEANNEL, pharmacien en chef à l'hôpital militaire Saint-Martin à Paris. — *Copahu, Cubèbe, Dépuratif, Embaumements, Émollients, Éther, Extraits,* etc.

KŒBERLÉ, professeur agrégé à Strasbourg. — *Aine, Bourses séreuses.*

LANNELONGUE (O.), chirurgien des hôpitaux, professeur agrégé. — *Cœliaque (Artère), Conjonctive, Conjonctivite, Cornée.*

LAUGIER (S.), professeur à la Faculté de médecine. — *Abcès, Anus contre nature, Brûlure, Commotion, Contusion, Cuisse, Encéphale.*

LE DENTU, professeur agrégé à la Faculté de médecine de Paris. — *Cave (Veine), Effort.*

LÉPINE (R.), D.M.P. — *Diphthérie* (avec LORAIN).

LIEBREICH, professeur d'ophthalmologie. — *Accommodation, Amaurose, Astigmatisme, Cataracte.*

LORAIN (P.), médecin de l'hôpital Saint-Antoine, professeur agrégé. — *Accouchement* (médecine légale), *Age, Allaitement, Anémie, Chlorose, Choléra, Diphthérie, Endémie, Épidémie.*

LUNIER, inspecteur général des asiles d'aliénés. — *Crâne* (déformat. artificielles), *Crétinisme.*

LUTON (A.), professeur à l'École de médecine de Reims. — *Aorte, Auscultation, Biliaires (Voies), Catarrhe, Circulation, Cœur* (anat. et phys.), *Congestion, Dérivatifs, Dérivation, Dyspepsie, Entozoaires* (pathol.), *Estomac.*

MARCÉ, professeur agrégé à la Faculté de médecine de Paris. — *Catalepsie.*

MARCHAND (L.), professeur agrégé à l'École supérieure de pharmacie. — *Baumes, Belladone, Café, Champignons,* etc.

MARTINEAU, D. M. P. — *Aphthes, Céphalalgie, Colique, Coma, Constipation, Crachats, Dermalgie, Émaciation, Epistaxis.*

MICHEA, D. M. P. — *Démonomanie, Dynamomètre, Dynamoscopie, Extase.*

MOTET, D. M. P. — *Cauchemar.*

NÉLATON, membre de l'Institut, professeur à la Faculté de médecine. — *Artères.*

OLLIVIER, médecin des hôpitaux, professeur agrégé à la Faculté, et **BERGERON**, D. M. P. — *Aphonie, Argent, Calcul.*

ORÉ, professeur à l'École de Bordeaux. — *Aliment, Bains, Bégayement, Bronches, Déglutition.*

PAIN (A.), D. M. P. — *Asiles* (Asiles d'aliénés, asiles de convalescents, salles d'asile), *Douche.*

PANAS, chirurgien de l'hôpital Saint-Louis, professeur agrégé à la Faculté. — *Articulations, Cicatrices, Cicatrisation, Épaule.*

RANVIER (L.), D. M. P. — *Capillaires (Vaisseaux), Épithélium.*

RAIMBERT, D. M. P. — *Charbon* (affections charbonneuses).

RAYNAUD, médecin des hôpitaux de Paris, professeur agrégé à la Faculté de médecine, — *Albinisme, Artères* (maladies), *Azygos (Veine), Cachexies, Caves (Veines), Cœur* (anomalies, pathologie), *Diathèse, Érysipèle* (avec GOSSELIN).

RICHET, professeur à la Faculté de médecine. — *Anévrysmes, Carotide, Clavicule.*

RICORD, ex-chirurgien de l'hôpital du Midi, M. A. M. — *Antiaphrodisiaques, Aphrodisiaques.*

RIGAL (AUG.), D. M. P. — *Exutoires.*

ROCHARD (J.), premier chirurgien en chef de la marine. — *Acclimatement, Air marin, Beriberi, Climat, Dengue, Drainage chirurgical.*

ROUSSIN (Z.), professeur agrégé à l'École du Val-de-Grâce. — *Arsenic, Catalyse, Champignons, Cuivre, Désinfectants, Digitale, Empoisonnement.*

SAINT-GERMAIN (DE), chirurgien des hôpitaux. — *Amygdales, Charpie, Circoncision, Crâne, Électricité* (applic. à la chirurgie et aux accouchements), *Encéphalocèle, Éponge.*

SARAZIN (C.), professeur agrégé à Strasbourg. — *Ambulances, Appareil, Atrophie, Bandages, Caoutchouc* (thérapeutique chirurgicale), *Caustique, Cautère, Cautérisation, Compression, Compresseur, Cou, Dent, Dentition.*

SÉE (G.), professeur à la Faculté de médecine de Paris. — *Asthme.*

SIMON (J.), médecin des hôpitaux de Paris. — *Atrophie musculaire progressive, Chorée, Contracture, Croup.*

SIREDEY, médecin des hôpitaux de Paris. — *Douche, Dysménorrhée, Emménagogues.*

STOLTZ, doyen de la Faculté de médecine de Strasbourg. — *Accouchement, Césarienne (Opération), Couches, Dystocie.*

TARDIEU, professeur à la Faculté de médecine de Paris. — *Air, Arsenic, Asphyxie, Avortement, Blessures, Digitale, Eaux minérales* (statistique, régime administratif), *Empoisonnement, Exhumation.*

TARNIER, chirurgien de la Maternité, professeur agrégé à la Faculté. — *Céphalœmatome, Cordon ombilical, Embryotomie.*

TROUSSEAU, professeur à la Faculté de médecine. — *Ataxie locomotrice progressive.*

VAILLANT (L.), répétiteur à l'École pratique des hautes études. — *Entozoaires, Éponge.*

VALETTE, professeur à l'École de Lyon. — *Coxalgie, Cystite, Cystocèle, Écrasement linéaire.*

VERJON, D. M. P., inspecteur des eaux de Plombières. — *Eaux minérales,* etc.

VOISIN (A.), médecin de l'hospice de la Salpêtrière. — *Amnésie, Aphasie, Curare* (effets thérapeut.), *Épilepsie.*

La publication d'un *Dictionnaire de Médecine et de Chirurgie* réclamait la coopération d'une association de médecins et de chirurgiens dont le nombre fût assez considérable pour que chacun pût n'y traiter que des objets les plus habituels de ses recherches.

Lorsqu'une publication est aussi avancée, le mieux est de signaler quelques-uns des articles avec le nom des auteurs qui les ont rédigés. Ils sont placés à la tête de la pratique dans les grands hôpitaux de Paris, de Strasbourg, de Bordeaux, etc , ou de l'enseignement dans les Facultés et les Écoles secondaires de médecine. C'est de ces efforts réunis qu'est sorti le *Nouveau Dictionnaire de Médecine et de Chirurgie pratiques*, si favorablement jugé dans la presse médicale.

Récemment, en rendant compte des douze premiers volumes, le rédacteur en chef de *l'Union médicale*, M. Amédée Latour, membre de l'Académie de médecine, qualifiait le Dictionnaire de « publication sérieuse, à laquelle [collabore l'élite de nos confrères de « Paris et des départements, expression fidèle de l'état de la science et de l'art à une « époque donnée et par toute une génération. Là se trouvent précisément le caractère et « l'utilité du Dictionnaire, et par là s'explique son succès. »

Après avoir signalé quelques-uns des articles que l'ordre alphabétique a groupés dans les douze volumes parus, M. Latour ajoute · « Ces monographies alphabétiques sont « rédigées avec concision, présentent fidèlement l'état de la science, rappellent succinc- « tement le passé et indiquent une bibliographie suffisante.

« Tels sont les caractères estimables du Dictionnaire édité par J.-B. Baillière et qui « lui ont assuré dès le début un succès qui va toujours croissant.   A. LATOUR. »

(Union médicale, 1870.)

Nous n'avons rien à ajouter à ce jugement, qui résume parfaitement nos intentions, intentions réalisées jusqu'ici, nous l'espérons, et qui le seront complétement dans un avenir prochain.

Le *Nouveau Dictionnaire de Médecine et de Chirurgie pratiques* se composera d'environ 28 volumes grand in-8, cavalier, de 800 pages. Prix de chaque volume, 10 fr.

Les tomes Ier à XIII sont en vente et les volumes suivants se succéderont sans interruption de quatre mois en quatre mois.

Les volumes sont envoyés franco par la poste, aussitôt leur publication, aux souscripteurs des départements, sans augmentation sur le prix fixé.

A la même librairie :

FORMULAIRE OFFICINAL ET MAGISTRAL

INTERNATIONAL

COMPRENANT ENVIRON QUATRE MILLE FORMULES

Tirées des pharmacopées légales de la France et de l'étranger ou empruntées à la pratique des thérapeutistes et des pharmacologistes, avec les indications thérapeutiques, les doses des substances simples et composées, le mode d'administration, l'emploi des médicaments nouveaux, etc.

ET SUIVI D'UN MÉMORIAL THÉRAPEUTIQUE

Par le Dr J. JEANNEL

Pharmacien principal de première classe, pharmacien en chef de l'hôpital Saint-Martin, a Paris

1870, in-18 de plus de 1,000 pages, cartonné . . . . 6 fr.

Envoi FRANCO par la poste contre un Mandat

9 782329 156897